Processo saúde-
-doença relacionado
às práticas integrativas
e complementares

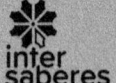

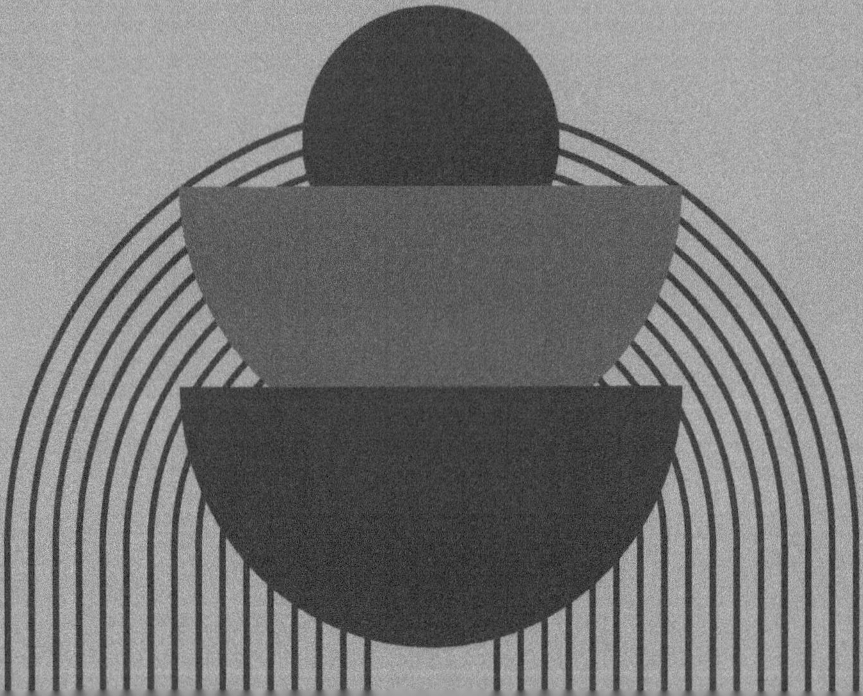

Processo saúde-
-doença relacionado
às práticas integrativas
e complementares

Alessandro Castanha da Silva
Cristiano Caveião
Giane Favretto
Izabelle Cristina Garcia Rodrigues
Patrícia Rondon Gallina

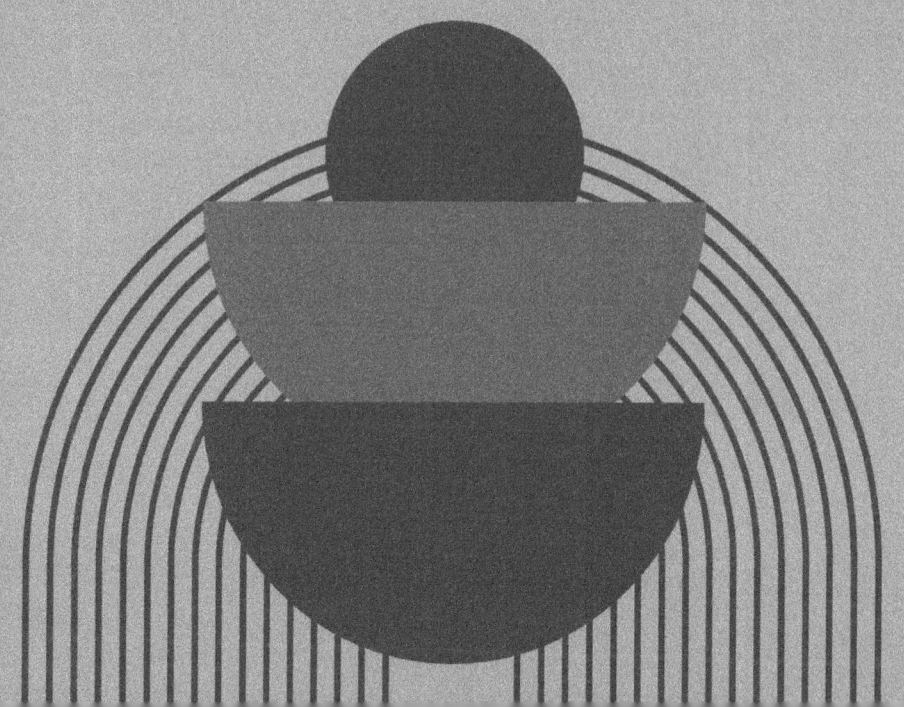

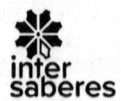

Rua Clara Vendramin, 58 . Mossunguê . CEP 81200-170
Curitiba . PR . Brasil . Fone: (41) 2106-4170
www.intersaberes.com . editora@intersaberes.com

Conselho editorial
Dr. Alexandre Coutinho Pagliarini
Dr.ª Elena Godoy
Dr. Neri dos Santos
Dr. Ulf Gregor Baranow

Editora-chefe
Lindsay Azambuja

Gerente editorial
Ariadne Nunes Wenger

Assistente editorial
Daniela Viroli Pereira Pinto

Preparação de originais
Gilberto Girardello Filho

Edição de texto
Monique Francis Fagundes Gonçalves
Palavra do Editor

Capa
Iná Trigo (*design*)
babayuka/Shutterstock (imagem)

Projeto gráfico
Charles L. da Silva (*design*)
babayuka/Shutterstock (imagens)

Diagramação
Carolina Perazzoli

Designer responsável
Iná Trigo

Iconografia
Regina Claudia Cruz Prestes
Sandra Lopis da Silveira

Dados Internacionais de Catalogação na Publicação (CIP)
(Câmara Brasileira do Livro, SP, Brasil)

Processo saúde-doença relacionado às práticas integrativas e
  complementares/Alessandro Castanha da Silva...[et al.]. Curitiba:
  InterSaberes, 2022.

  Outros autores: Cristiano Caveião, Giane Favretto, Izabelle Cristina Garcia Rodrigues, Patrícia Rondon Gallina
  Bibliografia.
  ISBN 978-65-5517-158-7

  1. Corpo humano 2. Epidemiologia 3. Farmacologia 4. Fisiologia humana
5. Medicina integrativa 6. Saúde pública I. Silva, Alessandro Castanha da.
II. Caveião, Cristiano. III. Favretto, Giane. IV. Rodrigues, Izabelle Cristina
Garcia. V. Gallina, Patrícia Rondon.

22-111058   CDD-613

Índices para catálogo sistemático:
1. Saúde-doença: Práticas integrativas e complementares: Saúde integral   613
Cibele Maria Dias – Bibliotecária – CRB-8/9427

1ª edição, 2022.
Foi feito o depósito legal.

Informamos que é de inteira responsabilidade dos autores a emissão de conceitos.

Nenhuma parte desta publicação poderá ser reproduzida por qualquer meio ou forma sem a prévia autorização da Editora InterSaberes.

A violação dos direitos autorais é crime estabelecido na Lei n. 9.610/1998 e punido pelo art. 184 do Código Penal.

Sumário

7   *Apresentação*
9   *Como aproveitar ao máximo este livro*

Capítulo 1
13 **Anatomia humana**
15 1.1 Introdução à anatomia humana
27 1.2 Sistema cardiorrespiratório
38 1.3 Sistema locomotor
48 1.4 Sistema neuroendócrino
63 1.5 Sistema excretor

Capítulo 2
69 **Fisiologia humana**
71 2.1 Introdução ao estudo da fisiologia humana
72 2.2 Sistemas nervoso e endócrino
82 2.3 Sistema digestório
90 2.4 Sistema urinário
93 2.5 Sistema cardiorrespiratório

Capítulo 3
107 **Epidemiologia e processos saúde-doença**
109 3.1 Epidemiologia
120 3.2 Doenças endêmicas, epidêmicas e pandêmicas
127 3.3 Processo saúde-doença
138 3.4 Fatores determinantes no processo saúde-doença
139 3.5 Processo saúde-doença e práticas integrativas e complementares em saúde (PICs)

Capítulo 4
145 **Patologia**
147 4.1 Patologia geral
156 4.2 Etiologia
164 4.3 Patogenia
168 4.4 Alterações morfológicas
176 4.5 Fisiopatologia

Capítulo 5
185 **Farmacologia**
187 5.1 Fármacos e suas origens
195 5.2 Classes de fármacos
198 5.3 Farmacocinética e farmacodinâmica
202 5.4 Cuidados com os fármacos
207 5.5 Interações medicamentosas

Capítulo 6
217 **Políticas de saúde e órgãos regulamentadores**
219 6.1 Sistema Único de Saúde (SUS)
225 6.2 Política Nacional de Saúde
229 6.3 Política Nacional de Práticas Integrativas e Complementares (PNPIC) e Política Nacional de Plantas Medicinais e Fitoterápicos (PNPMF)
235 6.4 Política Nacional de Atenção Básica (PNAB)
240 6.5 Agência Nacional de Vigilância Sanitária (Anvisa)

251 *Considerações finais*
253 *Referências*
257 *Respostas*
263 *Sobre os autores*

Apresentação

As práticas integrativas e complementares em saúde (Pics) dizem respeito a conhecimentos considerados tradicionais e que colaboram diretamente com a saúde física, mental e emocional. Por meio delas, buscam-se a prevenção e a recuperação da saúde, mediante o vínculo terapêutico e a integração do ser humano com o meio ambiente e a sociedade. Desde 2006, com a implantação da Política Nacional de Práticas Integrativas e Complementares (PNPIC), 29 Pics foram incorporadas no sistema de saúde brasileiro. Neste livro, abordaremos seis delas, que têm como características técnicas de expressão, corporais e mentais.

A atuação dos profissionais em Pics é embasada em diversos conhecimentos. Porém, sem o conhecimento básico das ciências biológicas e químicas que envolvem as diversas áreas da saúde, o profissional que atua ou atuará com elas não conseguirá desenvolver um atendimento que englobe tanto a medicina tradicional quanto o modelo biomédico – este, atualmente, em vigência na maior parte do mundo. Dessa forma, este livro tem como objetivo principal promover o conhecimento de áreas que envolvem o modelo biomédico, como a farmacologia e a patologia, o conhecimento sobre as partes e o funcionamento do corpo humano, além da epidemiologia e das políticas nacionais de saúde que abrangem as Pics.

Tendo em vista o exposto, esta obra está dividida em seis capítulos. No Capítulo 1, apresentaremos os aspectos anatômicos que são essenciais na compreensão dos sistemas que compreendem o corpo humano. No Capítulo 2, abordaremos a fisiologia e o funcionamento dos sistemas, o que se configura como uma temática relevante para a manutenção da homeostase. No Capítulo 3, trataremos da epidemiologia e do processo saúde-doença, examinando de que maneira as doenças acometem a sociedade, bem como analisaremos a importância da epidemiologia em saúde pública. No Capítulo 4, enfocaremos a patologia e o modo como o processo saúde-doença pode desequilibrar a homeostase do organismo humano. No Capítulo 5, vamos nos concentrar na farmacologia, antagônica às PICS, mas utilizada no tratamento convencional das doenças. A discussão desse assunto será necessária para a compreensão do uso das Pics de maneira complementar. Por fim, no Capítulo 6, discorreremos sobre as políticas de saúde e os órgãos regulamentadores.

Neste livro, procuramos, de forma estruturada, reunir conteúdos que englobam desde a anatomia até o processo convencional de tratamento das doenças, assim como as políticas de saúde que fazem parte dos serviços de saúde brasileiros. Esperamos que o material contribua para que você conheça e compreenda o funcionamento do corpo humano, a fim de que o uso das Pics seja realizado de modo seguro e eficaz.

Bons estudos!

Como aproveitar ao máximo este livro

Empregamos nesta obra recursos que visam enriquecer seu aprendizado, facilitar a compreensão dos conteúdos e tornar a leitura mais dinâmica. Conheça a seguir cada uma dessas ferramentas e saiba como estão distribuídas no decorrer deste livro para bem aproveitá-las.

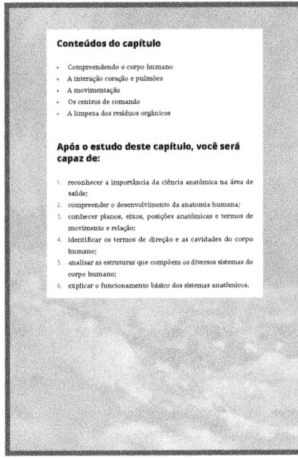

Conteúdos do capítulo

Logo na abertura do capítulo, relacionamos os conteúdos que nele serão abordados.

Após o estudo deste capítulo, você será capaz de:

Antes de iniciarmos nossa abordagem, listamos as habilidades trabalhadas no capítulo e os conhecimentos que você assimilará no decorrer do texto.

Curiosidade

Nestes boxes, apresentamos informações complementares e interessantes relacionadas aos assuntos expostos no capítulo.

Para saber mais

Sugerimos a leitura de diferentes conteúdos digitais e impressos para que você aprofunde sua aprendizagem e siga buscando conhecimento.

Síntese

Ao final de cada capítulo, relacionamos as principais informações nele abordadas a fim de que você avalie as conclusões a que chegou, confirmando-as ou redefinindo-as.

Questões para revisão

Ao realizar estas atividades, você poderá rever os principais conceitos analisados. Ao final do livro, disponibilizamos as respostas às questões para a verificação de sua aprendizagem.

Questões para reflexão

Ao propormos estas questões, pretendemos estimular sua reflexão crítica sobre temas que ampliam a discussão dos conteúdos tratados no capítulo, contemplando ideias e experiências que podem ser compartilhadas com seus pares.

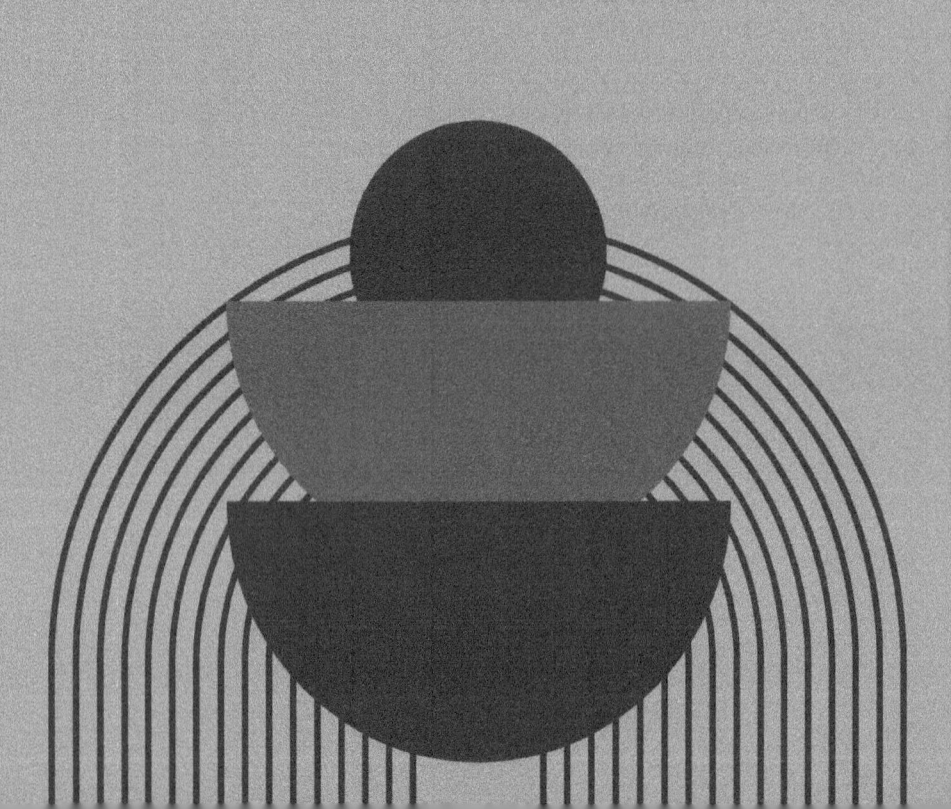

Capítulo 1
Anatomia humana

Alessandro Castanha da Silva

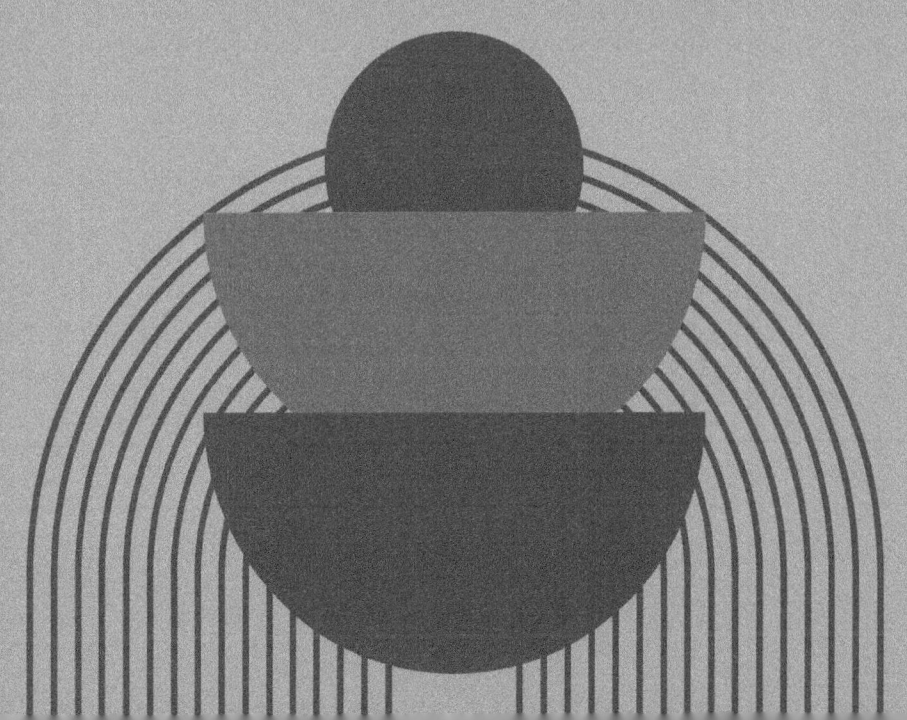

Conteúdos do capítulo

- Compreendendo o corpo humano.
- Interação entre coração e pulmões.
- Movimentação.
- Centros de comando.
- Limpeza dos resíduos orgânicos.

Após o estudo deste capítulo, você será capaz de:

1. entender a importância da ciência anatômica na área de saúde;
2. compreender o desenvolvimento da anatomia humana;
3. reconhecer planos, eixos, posições anatômicas e termos de movimento e relação;
4. identificar os termos de direção e as cavidades do corpo humano;
5. analisar as estruturas que compõem os diversos sistemas do corpo humano;
6. explicar o funcionamento básico dos sistemas anatômicos.

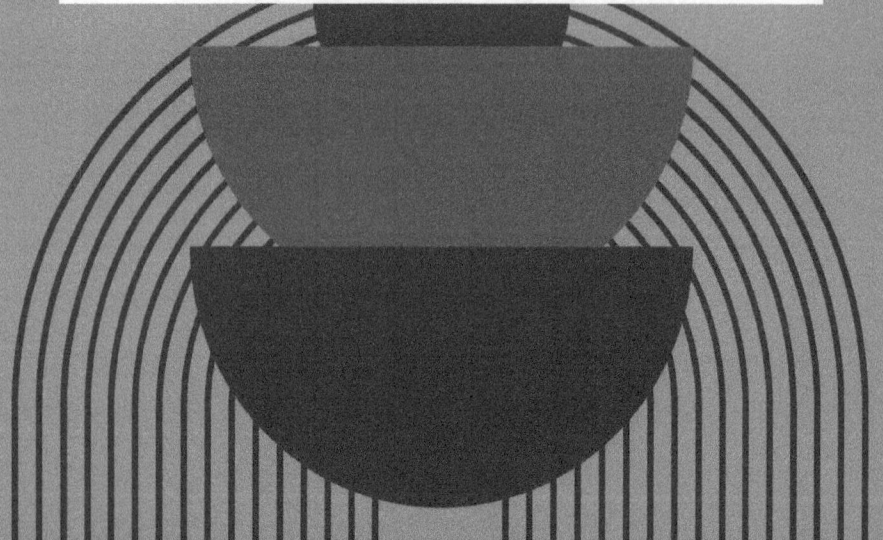

1.1 Introdução à anatomia humana

A anatomia humana é considerada uma ciência de prestígio entre as ciências biológicas, pois é por meio dela que podemos conhecer as estruturas e o funcionamento do corpo humano – o termo *anatomia* significa "cortar em partes". Seu desenvolvimento se deu ao longo da história, desde a dissecação do corpo nos primórdios da ciência, e atualmente conta com equipamentos que utilizam tecnologia de ponta no estudo de estruturas humanas.

Relatos em papiro, encontrados em escavações do Antigo Egito (1550 a.C.), apresentam informações acerca de estudos preliminares sobre o coração, bem como descrições realizadas por Hipócrates a respeito de estruturas do sistema locomotor. Contribuições da arte e da ciência aiurveda, feitas por Charak, fornecem informações sobre a matéria em relação às estruturas ósseas do corpo. Por maiores que tenham sido os erros ocorridos no princípio dos estudos preliminares do corpo humano, todos, de certa forma, colaboraram para tornar essa área uma das mais desenvolvidas entre as ciências biológicas.

Ao longo da história da anatomia humana, foram apresentadas diversas tentativas de unificar os termos utilizados em nível global, porém elas não foram eficazes. Entretanto, no ano de 1997, na cidade de São Paulo, foi realizada uma nova tentativa de unificação, com a participação de anatomistas de todos os continentes, chegando-se à criação da *Nomina anatomica*[1]. Por meio dela, estabeleceu-se, enfim, uma linguagem única para os termos anatômicos.

---

1 Documento que padroniza internacionalmente os termos de anatomia humana.

Após a unificação, muitos termos foram criados para descrever posições, planos, movimentos, comparações e relações. Assim, na sequência, veremos todas as definições e sistemas que compõem o estudo do corpo humano.

1.1.1 Posição anatômica

A posição anatômica diz respeito a uma convenção adotada para descrever o corpo humano, de modo a posicioná-lo espacialmente dentro de padrões de estudo, para que seja possível indicar a localização das diversas estruturas que o compõem. Como padrão, na anatomia humana, utilizamos o referencial do corpo de um adulto saudável, pois estruturas infantis não se apresentam totalmente desenvolvidas até a puberdade. Quanto à necessidade de ser um indivíduo saudável, alterações graves e anomalias fugiriam do padrão de um corpo normal para o estudo de suas estruturas.

A posição anatômica é descrita da seguinte forma: indivíduo em bipedestação em posição ortostática, ou seja, ereto, com o olhar dirigido ao horizonte, membros superiores postados ao lado do corpo, palmas das mãos voltadas para a frente e membros inferiores unidos com os pés também voltados para a frente. A Figura 1.1, a seguir, ilustra as características da posição anatômica.

Figura 1.1 – Posição anatômica

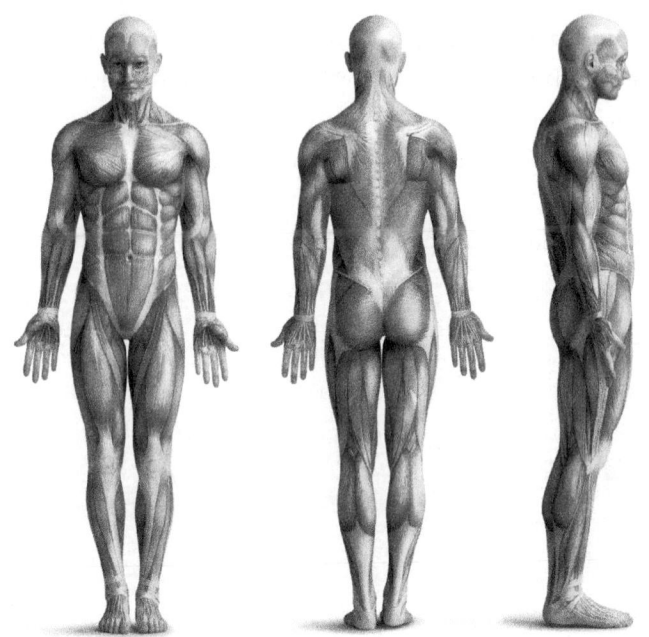

1.1.2 Planos e eixos anatômicos

Os planos anatômicos (Figura 1.2) são descritos com o intuito de posicionar as estruturas de modo espacial, o que facilita sua compreensão. Tais planos são divididos em três: o **plano transversal** (transverso ou axial) separa o corpo em porções superior e inferior; o **plano sagital** segrega o corpo em dois lados, direito e esquerdo, porém não exatamente ao meio – dessa forma, é possível utilizar o plano mediano para descrever essa divisão exata, por meio da linha mediana; e o **plano coronal** divide o corpo em região anterior ou ventral, posterior ou dorsal.

Os eixos são formados pela interseção desses planos. Assim, a descrição é feita do seguinte modo: eixo sagital ou anteroposterior, formado pela junção dos planos transversal e sagital; eixo longitudinal ou craniossacral, gerado na união dos planos coronal e sagital; e, por fim, eixo transversal ou laterolateral, definido pela conexão dos planos transversal e coronal.

Figura 1.2 – Planos anatômicos

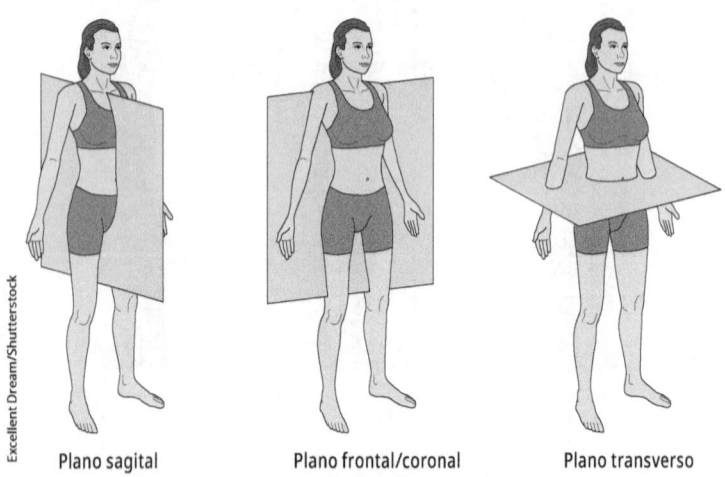

Plano sagital   Plano frontal/coronal   Plano transverso

1.1.3 Termos de relação e comparação

Na anatomia, são utilizados termos de relação e comparação para descrever a posição de determinada estrutura anatômica e sua relação com outros órgãos. O Quadro 1.1 mostra os termos mais usados.

Quadro 1.1 – Terminologia de relação e comparação

Termo	Definição
Superior	Estrutura voltada para cima ou em direção à cabeça
Inferior	Estrutura voltada para baixo ou em direção aos pés
Proximal[2]	Próximo ao tronco ou ao ponto de origem
Distal[2]	Afastado do tronco ou do ponto de origem
Ventral	Voltado para a região anterior
Dorsal	Voltado para a região posterior
Profundo	Voltado para a região interna
Superficial	Voltado para a região externa
Rostral	No sentido da face
Caudal[3]	No sentido contrário à face
Medial	No sentido da linha mediana
Lateral	Afastado da linha mediana

Fonte: Elaborado com base em Tortora, 2019.

1.1.4 Termos de movimento

Quando se discutem os tipos de movimento do corpo humano, levam-se em consideração vários conhecimentos já adquiridos com o passar dos anos. Na anatomia, isso é importante porque a utilização correta dos termos não deixa margem para erros ou equívocos. O conhecimento básico das estruturas anatômicas dos sistemas que formam o corpo humano, aliado aos conceitos de planos e eixos, colabora muito para o entendimento dos movimentos realizados. Nessa perspectiva, para todas as ações,

---

2   Válido somente para membros superiores e inferiores.
3   Esse termo pode ser aplicado também à região final da coluna vertebral.

consideram-se uma ação agonista e sua oposição antagonista, ou seja, o movimento realizado e seu retorno à situação normal anterior.

Todo movimento representa uma mudança de estado de um ponto A para um ponto B, em que existem um eixo e uma direção. Portanto, quando se faz uma análise de movimento, consideram-se as estruturas anatômicas envolvidas, o eixo de referência no qual ocorrem e a direção, que geralmente é relacionada a um plano, como sagital, frontal, mediano e medial.

A seguir, descreveremos os principais movimentos feitos pelo corpo humano.

1.1.4.1 Flexão e extensão

Como exemplo, podemos descrever uma atividade física muito realizada em academias, como o exercício de flexão de braços. Ao realizá-lo, fazemos uma redução do ângulo entre o braço e o antebraço e, ao voltarmos para a posição normal, executamos o movimento de extensão. Tais movimentos também podem ser vistos no pescoço, nos pés, no ombro, no cotovelo e na coluna vertebral.

A Figura 1.3, a seguir, demonstra as duas situações. Na primeira, à esquerda, o corpo apresenta-se em extensão, pois vemos o modelo com os membros inferiores estendidos. Em comparação, à direita, a mulher está em flexão, já que existe uma redução do ângulo entre as peças dos membros inferiores.

Figura 1.3 – Extensão e flexão

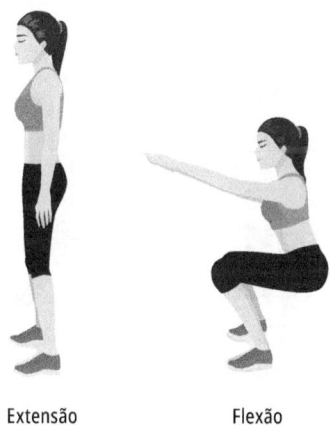

Extensão   Flexão

1.1.4.2 Adução e abdução

Os movimentos de adução e abdução estão relacionados à aproximação e ao afastamento ao plano mediano, respectivamente.

Tais movimentos são executados por meio de músculos adutores e abdutores. Nesse sentido, quando afastamos o membro inferior ou superior em relação ao plano mediano, no sentido lateral, realizamos uma abdução e, quando o aproximamos, o movimento de adução. Para visualizar esses movimentos, imagine uma pessoa realizando o exercício de polichinelo, conforme ilustra a Figura 1.4.

Figura 1.4 – Adução e abdução

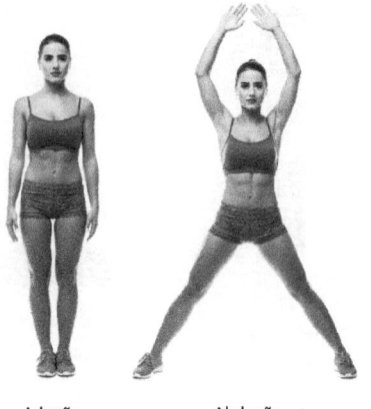

Adução   Abdução

1.1.4.3 Protrusão e retrusão

A mandíbula realiza ações tanto no sentido anterior (protusão) quanto no posterior (retrusão). Vale lembrar que esses movimentos não são exclusivos da mandíbula, sendo observados também nos lábios e na língua.

1.1.4.4 Depressão e elevação

Ainda considerando os movimentos observados na mandíbula, destacamos a movimentação realizada nos sentidos superior (elevação) e inferior (depressão) desse osso. Tais movimentos são observados no abrir e fechar da boca durante a mastigação.

1.1.4.5 Rotação lateral e medial

Esse tipo de movimento relacionado aos membros inferiores consiste em uma movimentação no próprio eixo da estrutura, quando realizado, incorre em aproximação ou afastamento do plano mediano. Quando a rotação ocorre afastando a estrutura do plano medial, caracteriza-se como lateral e, quando o movimento gira no sentido do plano, observa-se uma rotação medial. Apesar de aparentarem semelhanças com os movimentos de adução e abdução, é importante destacar que eles ocorrem em planos diferentes.

1.1.4.6 Pronação e supinação

Esses movimentos estão relacionados à rotação que ocorre no antebraço. Vamos usar como referência o osso rádio para descrever a ação. A posição anatômica, mais especificamente dos membros superiores, deve ser: membros superiores postados ao lado do corpo, com as mãos espalmadas para a frente. Nesse caso, o osso rádio está em posição lateral em relação ao plano medial, portanto, em supinação. Quando se realiza um giro sobre o eixo do antebraço, trazendo o osso rádio em direção ao plano medial, diz-se que está em pronação (Figura 1.5).

Figura 1.5 – Supinação e pronação

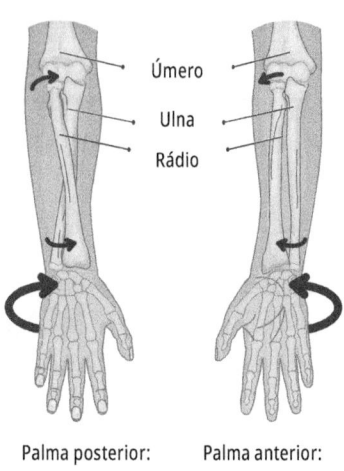

Palma posterior: pronação

Palma anterior: supinação

VectorMine/Shutterstock

1.1.4.7 Circundação

Quando se combinam os movimentos de flexão, extensão, adução e abdução, obtém-se como resultado o movimento de circundação. Diferentemente da rotação, em que ocorre uma rotação no eixo, esse movimento é caracterizado pela amplitude. Nesse sentido, é importante citar que ele é observado somente no quadril e na cintura escapular.

1.1.4.8 Oposição e reposição

É importante destacar que os movimentos de oposição e reposição estão relacionados, única e exclusivamente, aos movimentos de pinça realizados pelos dedos da mão. Quando movimentamos o polegar em direção a qualquer outro dedo da mão tentando tocá-lo, estamos realizando o movimento de oposição, ao passo que o movimento de retorná-lo à posição natural caracteriza a reposição.

1.1.4.9 Desvio

O desvio é um tipo de movimento especial que está restrito à articulação do punho. Tal movimento é realizado em um plano longitudinal ao punho, em relação ao eixo que vai de palmar para dorsal. As estruturas anatômicas envolvidas são os ossos do carpo.

1.1.4.10 Inversão e eversão

A inversão e a eversão também são movimentos restritos a determinadas estruturas. Tais movimentos são específicos do pé e ocorrem em relação à linha mediana. Ao movimentarmos a planta do pé afastando-a da linha mediana, estamos realizando o movimento de eversão; já quando a aproximamos dessa linha, ocorre a inversão.

1.1.5 Cavidades do corpo

Para que os órgãos tenham espaço no interior do corpo, é necessário que existam as cavidades. Elas delimitam o espaço, compartimentalizam e sustentam os órgãos por meio de membranas. O corpo é formado basicamente por duas grandes cavidades: **cavidade dorsal** ou **posterior** e **cavidade ventral** ou **anterior**, sendo esta a maior.

A cavidade dorsal compreende o encéfalo e a medula espinhal. Assim, a cavidade do crânio é formada pelos ossos do crânio, e o canal vertebral, pela coluna. Nessa região, há três camadas de tecido protetor, chamadas de *meninges* (dura-máter, aracnoide e pia-máter).

O tronco apresenta duas cavidades principais: a cavidade torácica e a abdominopélvica. Internamente, na cavidade torácica existem três cavidades menores. A do pericárdio envolve o coração e contém um líquido lubrificante. A do mediastino abrange o espaço entre os dois pulmões e é delimitada anteriormente pelo osso esterno e posteriormente pela coluna vertebral. Nesse espaço são encontrados todos os órgãos torácicos, exceto os pulmões, ou seja, coração, traqueia, esôfago e timo, além de vasos sanguíneos de grosso calibre. Por fim, a cavidade pleural fica ao redor dos pulmões.

A cavidade abdominopélvica, que se inicia no músculo diafragma e se estende até a região inguinal, compreende uma cavidade superior, outra abdominal e uma inferior, a pélvica, embora não exista nenhuma separação física entre elas. Na cavidade abdominal estão órgãos como estômago, intestino delgado, intestino grosso, fígado, vesícula biliar, pâncreas, baço e rins. Já na cavidade pélvica estão parte do intestino grosso, bexiga e órgãos do sistema genial (masculino e feminino). Denominamos *vísceras* todos os órgãos encontrados na região abdominopélvica.

Além das cavidades principais descritas anteriormente, o corpo humano apresenta outras, como a cavidade oral, que tem as funções de digestão e respiração, a cavidade nasal, que se inicia separada por um septo, a cavidade do ouvido médio, em que encontramos os ossículos que auxiliam na audição e, por fim, as órbitas oculares, nas quais estão inseridos os olhos (nervos, vasos e músculos).

1.2 Sistema cardiorrespiratório

O sistema cardiorrespiratório é formado pelos sistemas circulatório e respiratório. O primeiro é composto de vasos, artérias, veias e coração e realiza uma atividade de "logística", ou seja, a distribuição de diversas substâncias pelo corpo humano. Dessa forma, esse sistema é responsável por levar oxigênio e trazer o gás carbônico para a troca gasosa, encaminhar os nutrientes absorvidos durante a digestão, encaminhar os hormônios liberados pelas células endócrinas, bem como os resíduos metabólicos para os rins para que possam ser secretados, entre outras inúmeras atividades.

Por sua vez, o sistema respiratório realiza a função da hematose, também chamada de *troca gasosa*, por meio da qual traz o oxigênio, vital para o processo de formação de energia nas células, e elimina o gás carbônico, que é o resíduo desse processo. É formado pelas vias aéreas superiores, que encaminham o ar aos pulmões para que, nestes, seja realizada sua função principal.

1.2.1 Sistema circulatório

Conforme comentamos anteriormente, o sistema circulatório realiza uma função de extrema importância para o organismo: a distribuição de várias substâncias pelo corpo. É composto por uma bomba contrátil propulsora, o coração, que mantém a atividade hemodinâmica por meio de batimentos sincronizados pelo sistema nervoso central. O sistema de vasos sanguíneos é basicamente formado pelas artérias, que encaminham o sangue do coração para o corpo, e pelas veias, que trazem o sangue para o coração.

1.2.1.1 Coração

O coração é um órgão formado por uma musculatura típica, conhecida como *estriada cardíaca*, a qual apresenta a principal característica de contração involuntária, vigorosa e ritmada. Localizada no mediastino, entre os dois pulmões, na porção medial da cavidade torácica, a estrutura cardíaca apresenta cinco superfícies (Figura 1.6): base (posterior), região diafragmática, voltada para a porção inferior, esternocostal, no sentido anteroposterior, e superfícies pulmonares direita e esquerda.

Também se observam a margem direita, que contempla a porção menor do átrio direito, estendendo-se a partir das veias cavas superior e inferior; a margem esquerda, constituída pelo ventrículo esquerdo e pela aurícula esquerda; a porção superior, que apresenta tanto os átrios quanto suas aurículas; e, por fim, a porção inferior, que é formada pelo ventrículo direito.

Figura 1.6 – Posição do coração em relação aos órgãos toráxicos

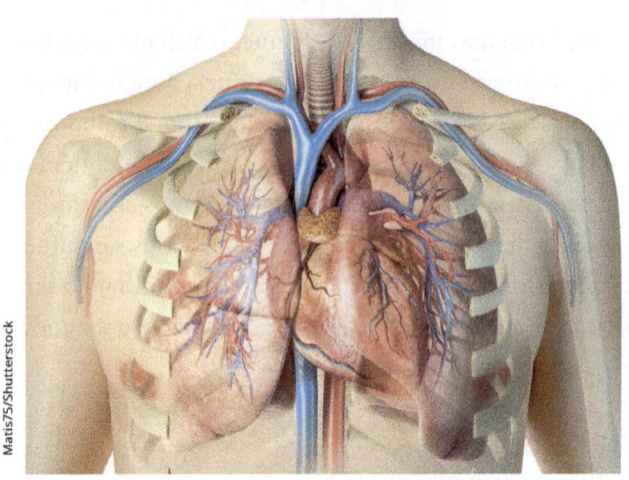

Morfologia cardíaca

O coração é internamente formado por quatro cavidades: os átrios direito e esquerdo, separados por um septo interatrial, e os ventrículos direito e esquerdo, separados por um septo interventricular. As quatro cavidades têm entre si um septo atrioventricular contendo, do lado direito, uma valva tricúspide e, do lado esquerdo, uma valva bicúspide, também conhecida como *valva mitral*. Há, também, outras duas valvas, denominadas *semilunares* (aórtica e pulmonar), nas saídas dos ventrículos para os vasos da base cardíaca. As valvas bi e tricúspides são conectadas aos ventrículos por meio de cordas tendíneas que se ligam a projeções musculares chamadas de *músculos papilares*.

Ainda, o coração é revestido por uma túnica interna que limita as cavidades, o endocárdio. Já a porção média é constituída pela musculatura cardíaca, o miocárdio, enquanto a porção externa é formada por uma fina camada de tecido seroso denominada *epicárdio*. O pericárdio é uma estrutura fibrosserosa situada no mediastino que recobre o coração e os vasos da base, além de conter um fluido, cuja função é lubrificar as superfícies do coração.

Os vasos da base cardíaca são: as veias cavas superior e inferior, as quais trazem para o coração o sangue da circulação sistêmica; a artéria pulmonar, que leva o sangue do coração para o pulmão para que ocorra a hematose; as veias pulmonares, responsáveis pelo transporte do sangue hematosado para o coração, completando a circulação pulmonar; e, finalmente, a artéria aorta, que distribui o sangue para todo o corpo, finalizando a circulação sistêmica.

Figura 1.7 – Morfologia cardíaca

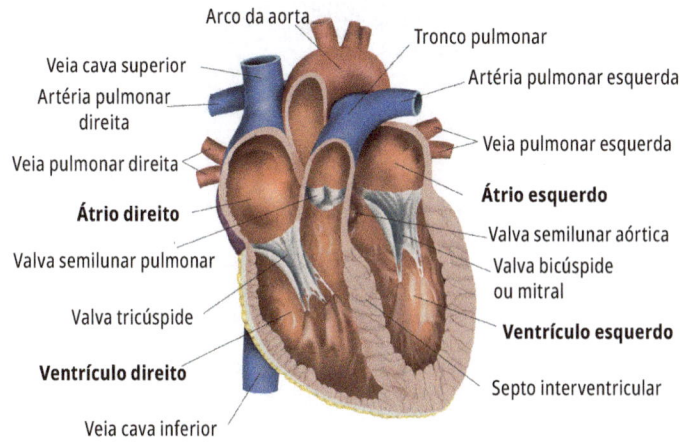

1.2.1.2 Tipos de circulação

Existem dois tipos de circulação (Figura 1.8): na **pulmonar**, também chamada de *pequena circulação*, o sangue rico em gás carbônico é levado a partir do ventrículo direito, passando pela valva semilunar pulmonar e pela artéria pulmonar para os pulmões, onde é realizada a hematose. Depois, o sangue retorna para o coração pela veia pulmonar e é despejado já rico em oxigênio no átrio esquerdo.

Na circulação **sistêmica**, o sangue sai do ventrículo esquerdo, passa pela valva semilunar aórtica, sai do coração pela artéria aorta e é distribuído para todo o corpo, retornando ao coração, pobre em oxigênio, pelas veias cavas superior e inferior.

Figura 1.8 – Dupla circulação

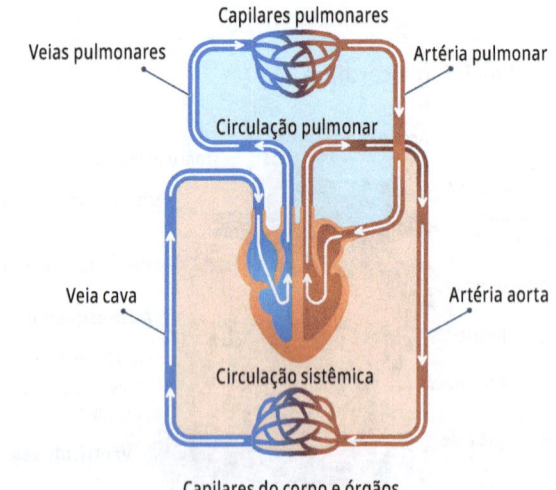

1.2.1.3 Veias e artérias

Os vasos sanguíneos são divididos em dois grupos: veias e artérias. As **artérias** apresentam a função de levar o sangue hematosado, rico em oxigênio, para todo o corpo, com exceção da artéria pulmonar, que encaminha o sangue não hematosado para o pulmão, onde ocorrerá a troca sanguínea. A artéria aorta, considerada a maior do corpo humano, recebe o sangue que vem do ventrículo esquerdo e o distribui para todo o corpo, como estudado anteriormente na grande circulação.

De forma geral, as **veias** apresentam um calibre menor que as artérias e têm a função de drenar o sangue não hematosado para o coração, órgão que o distribui para os pulmões a fim de que ocorra a troca gasosa. A única veia que carrega o sangue oxigenado é a pulmonar, pois ela traz para o átrio esquerdo o sangue que será distribuído para a grande circulação.

A Figura 1.9, a seguir, mostra o processo da circulação sanguínea – movimento do sangue do coração para os órgãos e tecidos do corpo – e a redução dos vasos de artérias para arteríolas e capilares, onde ocorre a troca do oxigênio e de nutrientes por gás carbônico e resíduos metabólicos, com o retorno pelas vênulas até as veias.

Figura 1.9 – Vasos sanguíneos

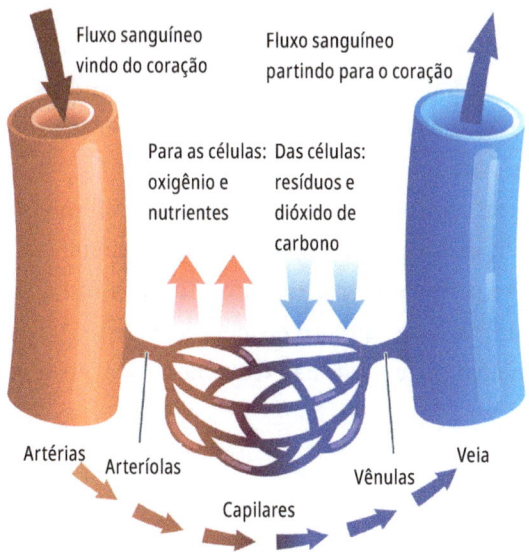

1.2.2 Sistema respiratório

O sistema respiratório tem a característica principal de atuar em parceria com o sistema circulatório. É formado pelo trato respiratório superior, que realiza as funções de filtragem e aquecimento do ar para uma troca gasosa eficiente; pela cavidade nasal, formada pela faringe e pela porção superior da laringe; e pelo trato respiratório inferior, constituído pela parte inferior da laringe, pela traqueia, pelos brônquios e pelos pulmões, cuja atribuição principal é efetivar a troca gasosa. Além disso, também participa do equilíbrio ácido-básico do organismo.

1.2.2.1 Cavidade nasal

A cavidade nasal (Figura 1.10) é a principal porta de entrada do ar em nosso organismo. Por meio dela, algumas substâncias são filtradas, ficando retidas nos pelos das narinas. Nessa cavidade existem as conchas nasais, que se apresentam como projeções internas divididas em três porções: superior, média e inferior.

Na concha superior estão os ramos do nervo olfativo, responsáveis pelo sentido do olfato. É nela que percebemos os odores do meio e os transmitimos ao cérebro, por meio do primeiro par de nervos cranianos.

As outras conchas nasais são as principais responsáveis por aquecer e umidificar o ar para a realização de uma troca gasosa efetiva. Em períodos de resfriado, tais conchas produzem uma quantidade maior de muco, como meio de proteger sua estrutura – esse é o motivo principal de não sentirmos o odor nesses períodos.

Figura 1.10 – Cavidade nasal

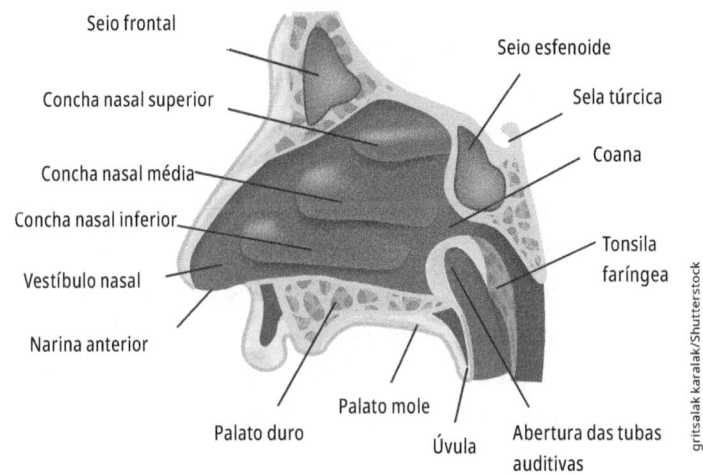

1.2.2.2 Faringe

A faringe é um tubo muscular de aproximadamente 5 cm que faz parte tanto do sistema respiratório, na porção superior, chamada de *nasofaringe*, quanto do digestório, na inferior, denominada *orofaringe*. No sistema respiratório, ela encaminha o ar que entra pela cavidade nasal para a laringe superior e, no sistema digestório, dá início aos movimentos peristálticos que impulsionarão o alimento pelo trato digestivo.

1.2.2.3 Laringe, traqueia e brônquios

Assim como a faringe, a laringe apresenta uma estrutura muscular e é coberta por cartilagem e membranas mucosas. Situa-se no plano médio anterior do pescoço, entre a quarta e a sexta vértebras cervicais. Além da função vinculada aos órgãos respiratórios, também é responsável pela produção de sons, pois contém cordas ou pregas vocais que vibram com a passagem do ar, para a produção da fala.

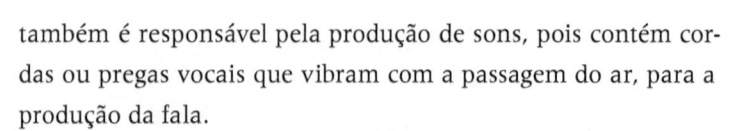

Em sua abertura, denominada *glote*, encontra-se a cartilagem epiglótica, responsável pelo fechamento da laringe no momento da deglutição. Isso evita que os alimentos entrem pelas vias respiratórias. No momento da inspiração e da expiração, essa cartilagem se abre para a passagem do ar.

Já a traqueia consiste em um tubo muscular com anéis de cartilagem hialina em formato de "C" que liga a porção inferior da laringe aos pulmões. Com tamanho aproximado de 12 cm, inicia-se na altura da sexta vértebra cervical até aproximadamente a quinta vertebra torácica na cavidade do mediastino. Situada antes do esôfago e depois do arco aórtico, a traqueia sofre uma bifurcação, formando os brônquios principais.

Os brônquios primários iniciam-se com a bifurcação na altura da quinta vértebra torácica nos ramos direito e esquerdo, mantendo as mesmas características dos tecidos que formam a traqueia. É importante frisar que na bifurcação traqueal existe um marco anatômico conhecido como *carina*. Os brônquios se dividem da seguinte forma: brônquios principais, observados externamente aos pulmões; brônquios lobares, que se direcionam para os lobos pulmonares; e brônquios segmentares, os quais originam os segmentos broncopulmonares.

Observe na Figura 1.11, a seguir, as estruturas que compõem as vias aéreas superiores. Na primeira imagem, vemos a laringe, a traqueia e os brônquios. Em seguida, a imagem mostra as divisões principais, lobares e segmentares dos brônquios. Por fim, a última imagem ilustra as estruturas da laringe e suas divisões.

Figura 1.11 – Vias respiratórias

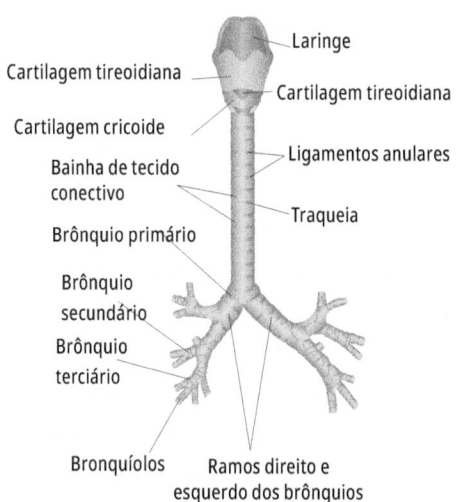
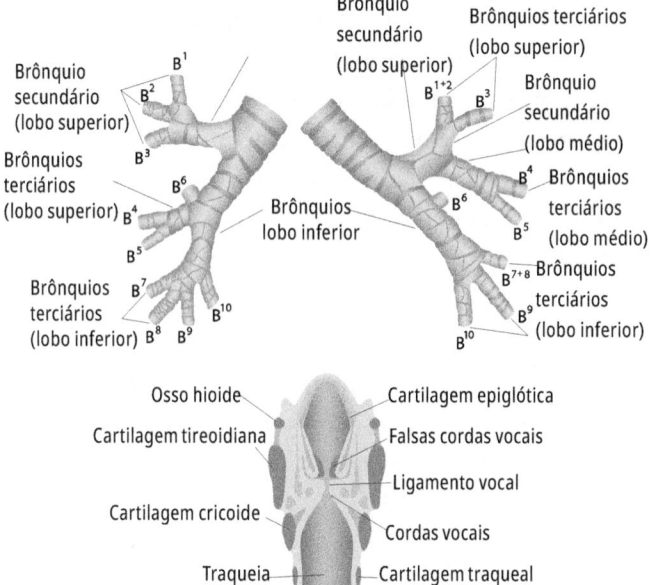

1.2.2.4 Pulmões

Os pulmões (Figura 1.12), onde ocorre a hematose, contemplam a porção final do sistema respiratório e são os principais órgãos desse sistema. Internamente, os brônquios secundários e terciários se ramificam pelos lobos pulmonares, formando, respectivamente, os ductos alveolares, os sacos alveolares e os alvéolos – estes últimos têm um formato semelhante ao de um cacho de uva. O pulmão direito tem três lobos: superior, médio e inferior. O superior é separado do médio pela fissura horizontal, e o médio é separado do inferior pela fissura oblíqua. Já o pulmão esquerdo tem apenas dois lobos, um superior e um inferior, ambos separados apenas pela fissura oblíqua. O fato de este ser menor se explica pelo fato de o ápice cardíaco se encaixar em sua parte inferior.

Situados na caixa torácica, os pulmões têm suas superfícies caracterizadas de acordo com a região adjacente, a saber: superfície mediastinal (voltada para o mediastino), superfície diafragmática (direcionada para o diafragma) e superfície costal (voltada para as costelas). Há, ainda, uma abertura na região diafragmática denominada *hilo pulmonar*, que permite a entrada dos brônquios, dos vasos sanguíneos (artéria pulmonar e veia pulmonar) e dos vasos linfáticos.

O tecido do pulmão é leve, frouxo e recoberto por uma camada de tecido conjuntivo que forma a pleura pulmonar, a qual é dividida em porção interior (pleura visceral) e porção exterior (pleura parietal). Entre essas camadas circula o líquido pleural, que lubrifica essa região.

Figura 1.12 – Pulmões

- Traqueia
- Lobo superior do pulmão direito
- Lobo superior do pulmão esquerdo
- Cissura horizontal
- Margem proximal cardíaca
- Lobo médio do pulmão direito
- Cissura oblíqua
- Cissura oblíqua
- Lobo inferior do pulmão direito
- Lobo inferior do pulmão esquerdo
- Ponta do lobo frontal esquerdo

Madrock24/Shutterstock

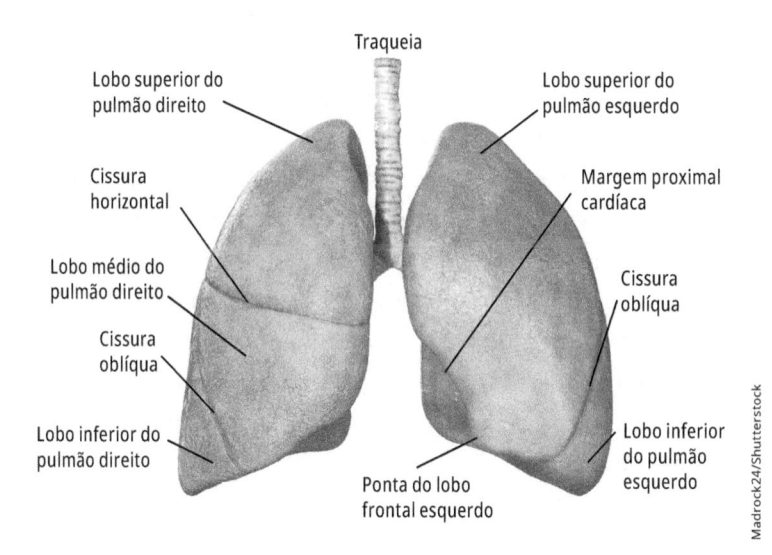

1.3 Sistema locomotor

O sistema locomotor é composto pelos sistemas esquelético e muscular, os quais realizam a sustentação e a movimentação do corpo humano. Como característica secundária, o sistema locomotor participa da produção de células sanguíneas, da proteção de órgãos, da mobilidade de órgãos internos e do armazenamento de íons e sais minerais.

O sistema articular, formado por cartilagens e junturas, faz a união dos dois sistemas citados anteriormente. É composto de tecido conectivo e está posicionado entre os ossos, permitindo a movimentação das peças sem que haja desgaste destas. As articulações podem ser de três tipos diferentes:

1. **Articulação fibrosa**: apresenta posição intermediária e é formada por tecido conjuntivo fibroso, fixando os ossos. Apresenta pouca ou nenhuma mobilidade.
2. **Articulação sinovial**: diferentemente da anterior, apresenta grande mobilidade, o que se deve à presença de uma cápsula em que está contido um líquido sinovial responsável por atuar como lubrificante. Tais características possibilitam maior movimento e, portanto, são as mais encontradas.
3. **Articulação cartilaginosa**: de certa forma, esse tipo de articulação é como um meio-termo entre as duas anteriores, ou seja, é semimóvel. Apresenta-se como cartilagem entre os ossos, como vemos na sínfise púbica ou nos discos intervertebrais.

1.3.1 Sistema esquelético

O sistema esquelético (Figura 1.13) corresponde à estrutura passiva do sistema locomotor, pois é nele que estão inseridos os músculos que realizam a contração para a realização do movimento. Esse sistema é composto pelos ossos do crânio, do tronco e dos membros superiores e inferiores, constituindo um total de 206 ossos no corpo humano.

Morfologicamente, os ossos podem ser:

- **Longos**: nesse tipo, o comprimento se destaca em relação à largura e à espessura. De forma geral, tais ossos se apresentam, principalmente, nos membros superiores e inferiores. Ex.: fêmur, úmero, tíbia.
- **Curtos**: a característica principal é a semelhança tanto na espessura quanto no comprimento e na largura. Ex.: ossos do carpo e do tarso.

- **Laminares**: são ossos pouco espessos, em que existe um predomínio do comprimento e da largura. Ex.: ossos do neurocrânio, escápula.
- **Irregulares**: a indefinição da forma é uma característica típica desses ossos, pois não demonstram as condições descritas nos tipos anteriores. Ex.: vértebras.
- **Pneumáticos**: são ossos que apresentam cavidades em sua configuração, encontradas geralmente no crânio. Ex.: osso esfenoide, osso frontal, osso temporal, osso etmoide.
- **Sesamoides**: são tipos especiais de ossos que são encontrados no interior de tendões, assim como em algumas cápsulas fibrosas articulares. Ex.: patela.

Na estrutura dos ossos longos, encontram-se os tecidos ósseos compacto e esponjoso, os quais conferem resistência à estrutura. Também se nota a presença de locais de crescimento, remodelação e associações articulares descritas da seguinte forma:

- **Epífese**: compõe a extremidade alargada óssea, que une um osso ao outro por meio da articulação. É formada por um osso esponjoso e envolta por uma fina camada óssea compacta protegida pela cartilagem.
- **Diáfise**: é considerado o corpo do osso longo, formado, principalmente, pelo tecido ósseo compacto, que lhe confere resistência.

Para estudar os ossos e melhor compreender as estruturas do corpo humano, consideram-se as regiões identificadas na sequência.

Esqueleto axial (ossos do crânio, do pescoço e do tronco)

- **Ossos do crânio**: frontal, occipital, parietal, temporal, esfenoide, etmoide, maxila, zigomático, mandíbula, palatino, nasal, lacrimal, vômer.
- **Ossos do tronco**: costelas (verdadeiras, falsas e flutuantes), esterno.
- **Vértebras**: cervicais, torácicas, lombares, sacras e coccígeas.
- **Osso hioide**[4].

Cintura escapular e membros superiores

- **Cintura escapular**: escápula e clavícula.
- **Membros superiores**: úmero, ulna, rádio, carpo (escafoide, semilunar, piramidal, pisiforme, trapézio, trapezoide, capitato e hamato), metacarpo, falanges[5] (proximal, media e distal).

Cintura pélvica e membros inferiores

- **Cintura pélvica**: íleo, ísquio e púbis.
- **Membros inferiores**: fêmur, patela, tíbia, fíbula, tarso (navicular, cuboide, cuneiforme medial, cuneiforme intermédio, cuneiforme lateral, tálus e calcâneo), metatarso e falanges[6] (proximal, media e distal).

---

4 Osso localizado no pescoço; não apresenta articulação com outros ossos e participa dos processos de mastigação, deglutição, fala e respiração. É mantido apelas por músculos e ligamentos.
5 O polegar apresenta somente as falanges proximal e distal.
6 O hálux, assim como o polegar, apresenta somente as falanges proximal e distal.

Figura 1.13 – Sistema esquelético

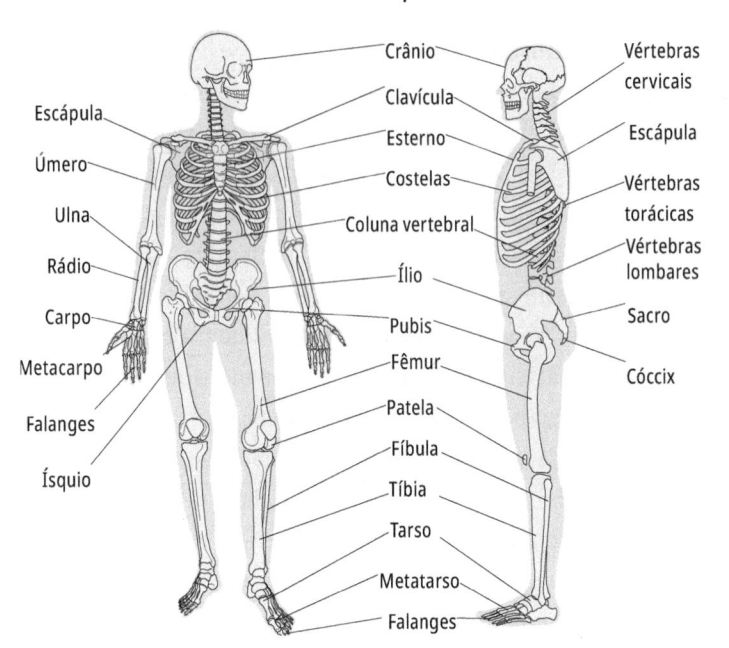

Sistema esquelético

1.3.2 Sistema muscular

O sistema muscular é composto por fibras musculares, com função de contração e relaxamento, contribuindo com cerca de 35 a 60% do peso corporal. Os músculos, que são em grande quantidade no corpo humano (mais de 600), apresentam características funcionais bem variáveis, pois estão relacionados a movimentos corporais. Além disso, eles têm relação com a estabilidade corporal, em associação com o sistema esquelético, participando da movimentação de substâncias internas, como nos movimentos peristálticos e na circulação sanguínea, entre outras tantas.

Existem três tipos diferentes de músculos. O **músculo estriado esquelético**, com contração voluntária e fibras estriadas, une-se ao sistema esquelético para a formação do sistema locomotor. O **músculo estriado cardíaco**, visto anteriormente no sistema cardiorrespiratório, apresenta fibras estriadas, porém com contração involuntária. Já os **músculos lisos**, com contração involuntária, são encontrados em órgãos ocos, como os apresentados no sistema digestório, e em vasos sanguíneos.

Os músculos estriados esqueléticos apresentam características específicas quanto à sua estrutura. Nesse sentido, é importante destacar que as fibras musculares correspondem à estrutura fundamental do músculo e podem ser longas, multinucleadas, com estrias transversais, de contração rápida, vigorosa e controlada.

Tais fibras são envoltas por uma camada de tecido conjuntivo (endomísio) e, unidas, formam os feixes musculares, que também apresentam uma camada de tecido conjuntivo (perimísio). A junção desses conjuntos de feixes constitui a estrutura muscular que será recoberta pela terceira e última camada de tecido conjuntivo, o epimísio. Assim, observamos que a estrutura muscular se apresenta como um conjunto de fibras musculares e tecido conjuntivo.

A Figura 1.14, a seguir, descreve as características da configuração muscular.

Figura 1.14 – Estrutura muscular

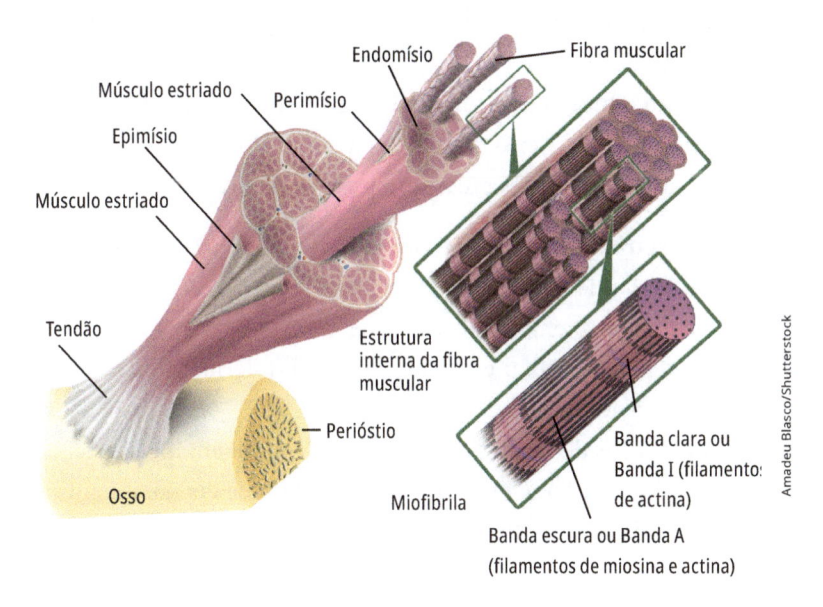

- Músculo estriado
- Epimísio
- Músculo estriado
- Tendão
- Osso
- Endomísio
- Perimísio
- Periósteo
- Fibra muscular
- Estrutura interna da fibra muscular
- Miofibrila
- Banda clara ou Banda I (filamentos de actina)
- Banda escura ou Banda A (filamentos de miosina e actina)

Amadeu Blasco/Shutterstock

Ao observarmos a estrutura muscular, percebemos que ela é formada por duas extremidades e pela porção média, chamada de *ventre muscular*, de cor vermelho-escura e com aspecto carnoso. Quando essa estrutura se contrai, ocorre o encurtamento do ventre muscular (porção ativa), e suas extremidades (porção passiva) ligadas aos ossos realizam o movimento. As extremidades musculares podem apresentar dois formatos distintos. Quando em forma de cilindro, são denominadas *tendões* e, quando em formato laminar, são chamadas de *aponeuroses*.

1.3.2.1 Origem e inserção

Como a ação muscular sobre os ossos realiza um movimento, há estruturas que permanecem fixas e outras que se movimentam – respectivamente, usamos os termos *origem* e *inserção*. Em outras palavras, ao ocorrer o encurtamento das fibras musculares, a peça óssea onde o músculo está inserido move-se em direção à estrutura de origem.

Assim como ocorre em relação ao sistema esquelético, os músculos podem ser descritos por regiões do corpo. A seguir, destacamos alguns dos músculos presentes no corpo humano:

- **Músculos da cabeça e do pescoço**: orbiculares do olho, orbicular da boca, zigomático maior e menor, risório, nasal, bucinador, mentoniano, masseter, occipitofrontal, digástrico, pterigóideo medial e lateral, temporal, esternocleidomastóideo e platisma.
- **Músculos do tronco**: músculos peitoral maior, intercostais, serrátil anterior e posterior superior, grande dorsal, longuíssimo da cabeça, tórax e pescoço, rotadores, levantador da escápula, reto do abdômen, oblíquo externo do abdômen, trapézio, eretor da espinha, latíssimo do dorso, romboide maior e menor.
- **Músculos do membro superior**: músculos deltoides, bíceps braquial, tríceps braquial, braquiorradial, flexor superficial dos dedos, pronador redondo, palmar longo, pronador quadrado, flexor profundo dos dedos, supinador, abdutor longo do polegar, extensor do indicador curto e longo, extensor dos dedos, interósseos dorsais da mão.
- **Músculos do membro inferior**: músculos glúteos, tensor da fáscia lata, quadríceps femoral (reto femoral, vasto lateral, vasto medial e vasto intermédio), semitendinoso, semimembranoso, bíceps femoral, adutor magno, tibial anterior, extensor longo dos dedos, tríceps sural, interósseos dorsais do pé, gastrocnêmio, sóleo.

A seguir, as Figuras 1.15 a 1.18 ilustram estruturas musculares presentes nos membros superiores, nos membros inferiores e no tronco (dorsais e abdominais).

Figura 1.15 – Músculos dos membros superiores

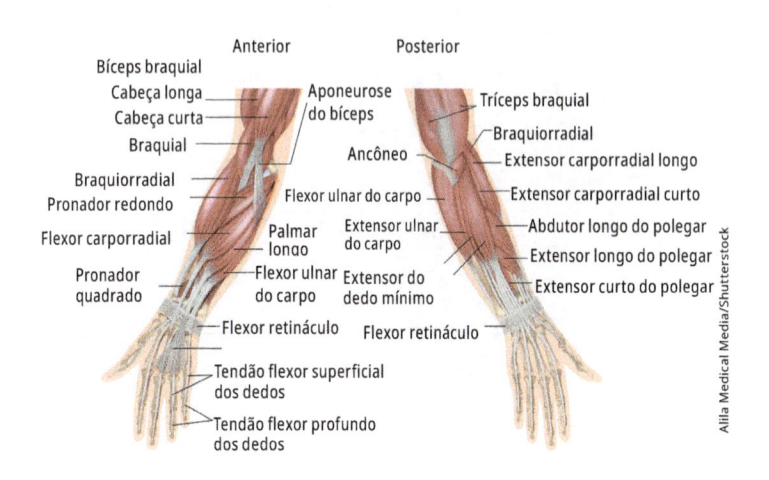

Figura 1.16 – Músculos dos membros inferiores

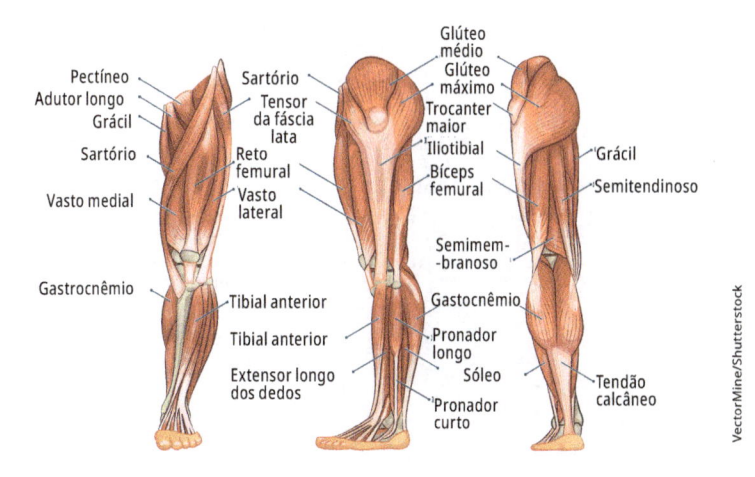

Anatomia humana

Figura 1.17 – Músculos do tronco (dorsal)

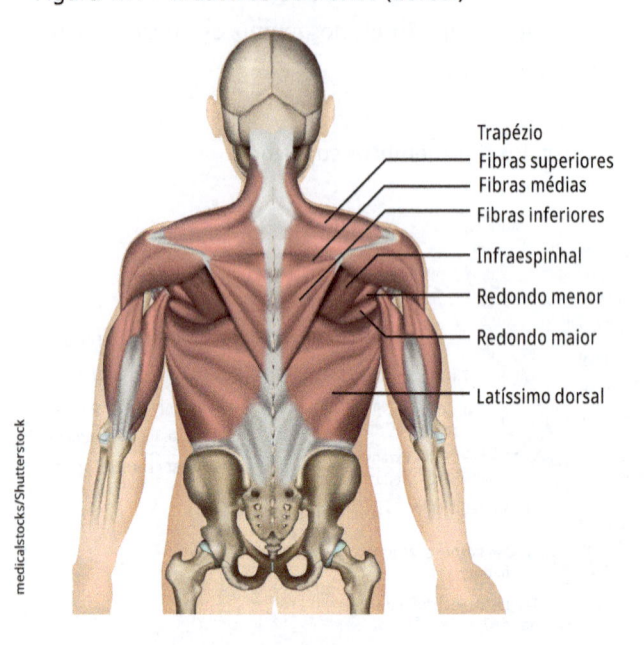

Trapézio
Fibras superiores
Fibras médias
Fibras inferiores
Infraespinhal
Redondo menor
Redondo maior
Latíssimo dorsal

Figura 1.18 – Músculos do tronco (abdominal)

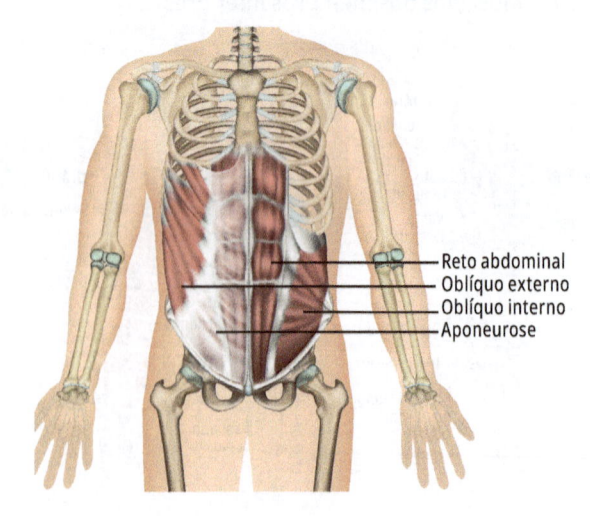

Reto abdominal
Oblíquo externo
Oblíquo interno
Aponeurose

1.4 Sistema neuroendócrino

O sistema neuroendócrino é composto pelos sistemas nervoso e endócrino, os quais, de forma geral, são responsáveis por fazer o controle das ações do organismo por meio do sistema nervoso central, do sistema nervoso periférico e das glândulas endócrinas.

O sistema nervoso tem resposta rápida aos estímulos ambientais em razão da velocidade dos impulsos nervosos nas células desse sistema. Já o sistema endócrino, apesar de responder aos estímulos, é mais lento, pois sua mediação é realizada por meio de hormônios liberados na corrente sanguínea.

1.4.1 Sistema nervoso

O sistema nervoso representa um conjunto de órgãos do corpo humano, os quais têm as funções de captar mensagens (estímulos do meio), interpretá-las e arquivá-las, formando, assim, a rede de comunicação do organismo. Tais ações podem ser voluntárias ou involuntárias e são produzidas pelo sistema nervoso central e pelo sistema nervoso periférico.

Os neurônios (Figura 1.19) são as principais células que compõem esse tecido, ou seja, representam a unidade anatômica funcional do sistema, constituindo aproximadamente 10% de todo o tecido nervoso. Tais células são as responsáveis por traduzir os estímulos ambientais, interpretá-los e responder a eles. Sua estrutura é formada por um corpo celular, dendritos e axônio, bem como pelos prolongamentos deste. Ao redor do axônio há a bainha de mielina, que o protege e acelera o impulso nervoso, por conta dos nodos de Ranvier, que são as porções expostas da membrana.

Figura 1.19 – Neurônio

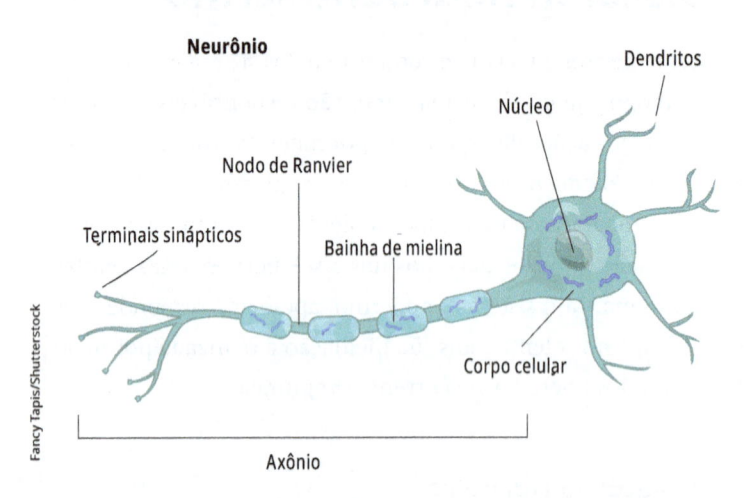

Neurônio
- Dendritos
- Núcleo
- Nodo de Ranvier
- Terminais sinápticos
- Bainha de mielina
- Corpo celular
- Axônio

Fancy Tapis/Shutterstock

Com relação à funcionalidade, há três tipos diferentes de neurônios:

1. **Neurônios eferentes**: também chamados de *motores*, levam os impulsos do sistema nervoso central aos órgãos efetores.
2. **Neurônios aferentes**: conhecidos como *sensitivos*, recebem o estímulo do meio para ser interpretado no sistema nervoso central.
3. **Neurônios associativos**: denominados também de *interneurônios*, são responsáveis por unir os neurônios aferentes e eferentes.

Por sua vez, quanto à forma, existem quatro tipos de neurônios:

1. **Neurônios unipolares**: apresentam somente um axônio.
2. **Neurônios bipolares**: apenas um axônio e um dendrito.
3. **Neurônios multipolares**: têm mais de dois prolongamentos; são encontrados em abundância no organismo.

4. **Neurônios pseudounipolares**: apresentam somente um prolongamento, o qual se ramifica – um atua como dendrito, e outro, como axônio.

A seguir, a Figura 1.20 ilustra os tipos de neurônios descritos.

Figura 1.20 – Tipos de neurônios

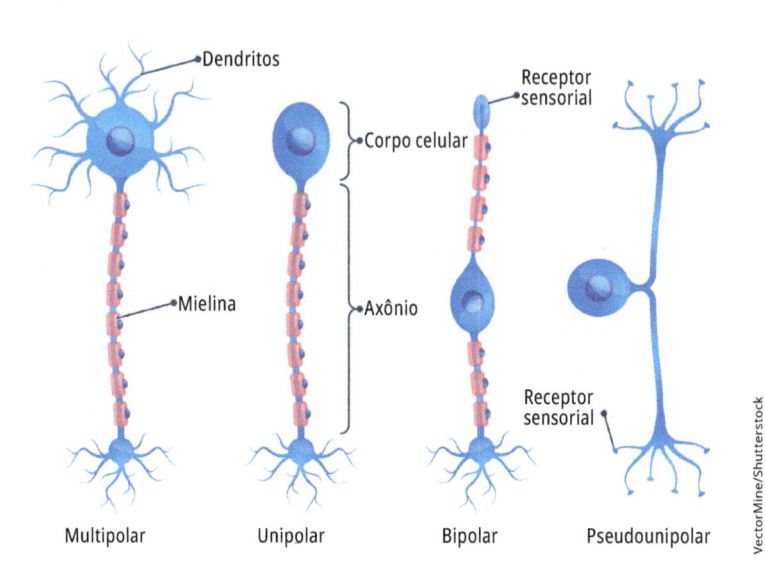

Multipolar — Unipolar — Bipolar — Pseudounipolar

VectorMine/Shutterstock

Células da glia

Além dos neurônios, outras células (Figura 1.21) são encontradas no sistema nervoso, mas elas não têm a função de enviar informações, embora desempenhem papel fundamental na manutenção de acordo com as funções que realizam. A seguir, apresentamos essas células e suas funções:

- **Células de Schwann**: presentes no sistema nervoso periférico, envolvem o axônio do neurônio com múltiplas dobras, formando a bainha de mielina, a qual é responsável por acelerar o potencial de ação celular.
- **Oligodendrócitos**: assim como as células de Schwann, os oligodendrócitos, encontrados no sistema nervoso central, têm a função de envolver o axônio, mas com a característica de abranger até 60 neurônios. Tais células apresentam corpo esférico, com prolongamentos curtos e finos.
- **Astrócitos**: essas células recebem esse nome devido ao seu formato estrelar. São muito abundantes no sistema nervoso central, e suas principais funções estão ligadas à sustentação e à nutrição neuronal. Além dessas, outras atividades estão relacionadas a esse tipo celular, como o preenchimento de espaços vazios, a homeostase cerebral, bem como a ativação e a proliferação de células-tronco.
- **Micróglias**: esse tipo celular tem a função de defesa no sistema nervoso central e atua em processos inflamatórios por meio de atividade fagocítica. São células de pequeno porte, apresentam projeções em sua célula e são formadas pelas mesmas células-tronco que originam as células de linhagem branca do organismo.
- **Células ependimárias**: com formato cúbico ou colunar, essas pequenas células apresentam a função de movimentar o líquido cefalorraquidiano nos ventrículos (espaços) do sistema nervoso central e dos canais medulares.

Figura 1.21 – Células da glia

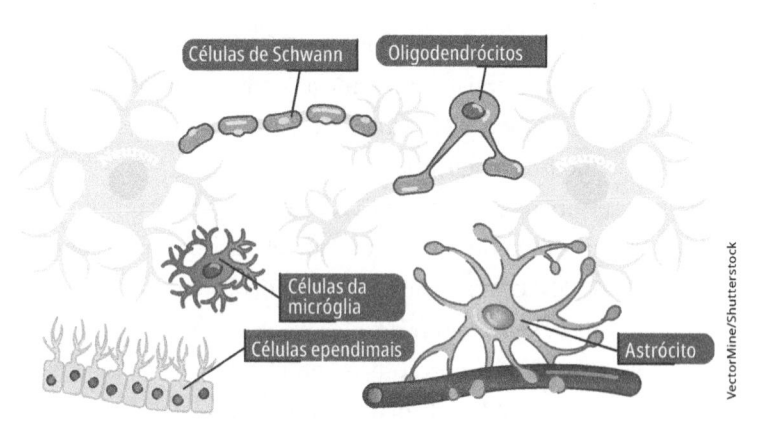

1.4.1.1 Sistema nervoso central

O sistema nervoso central (Figura 1.22) está posicionado no esqueleto axial, dentro da caixa craniana e do canal vertebral. De forma geral, é responsável pelas ações sensitivas e motoras do organismo. Pode ser dividido nas seguintes estruturas:

- **Encéfalo**
    - **Telencéfalo**: também chamado de *córtex cerebral*, é representado pelos hemisférios cerebrais e dividido pela fissura longitudinal do cérebro. Seus hemisférios são segmentados em lobos (frontal, parietal, temporal, occipital) e corpo caloso.
    - **Diencéfalo**: é dividido em tálamo e hipotálamo. O primeiro constitui o centro de retransmissão sensitiva, motricidade e comportamento emocional, enquanto o segundo se relaciona ao controle homeostático do organismo, por meio da produção de hormônios.

- **Tronco encefálico**
  - **Mesencéfalo**: separado em três faces (anterior, posterior e laterais), representa a porção superior do tronco encefálico, cuja função está vinculada a questões motoras e sensoriais.
  - **Ponte**: dividida em face anterior e posterior, está diretamente ligada ao controle de alguns processos vitais, como respiração, deglutição, audição, controle da bexiga, equilíbrio, gustação e coordenação motora.
  - **Bulbo**: é a porção final do tronco encefálico e está relacionado a funções vitais, como ritmo cardíaco, pressão sanguínea, controle respiratório, além de ações como o vômito e o ato reflexo.
- **Cerebelo**: posicionado na porção posterior da caixa craniana, anatomicamente é descrito como uma estrutura com dois hemisférios (direito e esquerdo), entre os quais há uma porção de ligação chamada de **vérmis**, além de três lobos (flóculo nodular, anterior e posterior) e vários lóbulos. Com relação à sua função, podemos citar a coordenação motora fina e o equilíbrio.
- **Medula**: é a parte final do sistema nervoso central, responsável por realizar a conexão entre a porção periférica e o cérebro. A massa cinzenta, diferentemente do cérebro, é centralizada, e a branca, periférica. Sua estrutura, semelhante a um cilindro, estende-se desde o forame magno ao final do tronco cerebral até a região de L1/L2, onde forma o cone medular e, a partir desse ponto, a cauda equina.

Figura 1.22 – Sistema nervoso central

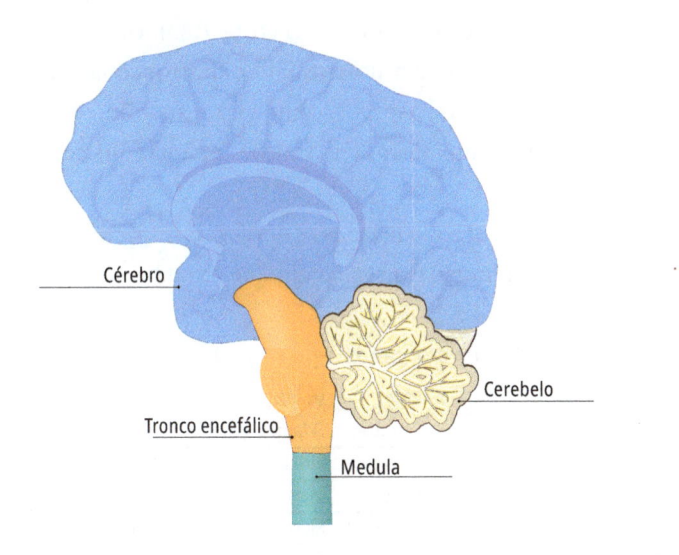

- Cérebro
- Tronco encefálico
- Cerebelo
- Medula

Designua/Shutterstock

1.4.1.2 Sistema nervoso periférico

O sistema nervoso periférico é formado por um conjunto de fibras nervosas recobertas por tecido conjuntivo, cuja função é estabelecer a comunicação entre os órgãos e o sistema nervoso central. É composto de nervos sensoriais, também denominados *aferentes*, que têm a responsabilidade de levar a informação da periferia ao sistema nervoso central. Ainda, há os nervos motores eferentes, que, em contraposição, levam à periferia o impulso em resposta, e os nervos mistos, que operam em ambos os sentidos. É importante ressaltar que os nervos espinhais sempre são mistos, enquanto os craniais se mostram genuinamente sensoriais, motores ou mistos.

A seguir, detalharemos os nervos descritos e suas características.

Nervos cranianos

Os 12 pares de nervos cranianos (Figura 1.23), como o próprio nome especifica, partem do encéfalo e do tronco encefálico e apresentam funções sensoriais, como visão, audição, olfato, tato e gustação, enquanto outros têm funções motoras que controlam as vísceras.

No Quadro 1.2, estão listados os nervos, as respectivas funções sensoriais ou motoras e a região em que atuam.

Quadro 1.2 – Nervos cranianos: tipo e função

Nervo	Tipo	Descrição
I. Nervo olfatório	Sensitivo	Olfato
II. Nervo óptico	Sensitivo	Visão
III. Nervo oculomotor	Motor	Movimentação dos olhos
IV. Nervo troclear	Motor	Músculo superior dos olhos
V. Nervo trigêmeo	Misto	**Motor**: mastigação **Sensitivo**: gengiva, lábios, dentes, glândula lacrimal
VI. Nervo abducente	Motor	Músculo reto lateral do bulbo do olho
VII. Nervo facial	Misto	**Motor**: controle dos músculos faciais **Sensitivo**: percepção gustativa da língua
VIII. Nervo vestibulococlear	Sensitivo	Orientação, movimento e audição
IX. Nervo glossofaríngeo	Misto	Gustação da língua, sensoriais da faringe, da laringe e do palato
X. Nervo pneumogástrico	Misto	**Motor**: inervação das vísceras torácicas e abdominais **Sensitivo**: da orelha, da faringe, da laringe, do tórax e das vísceras
XI. Nervo acessório	Motor	Movimentos laterais da cabeça, elevação do ombro, inervação do esternocleidomastóideo e do trapézio
XII. Nervo hipoglosso	Motor	Movimento da língua

Fonte: Elaborado com base em Tortora, 2019.

Figura 1.23 - Nervos cranianos

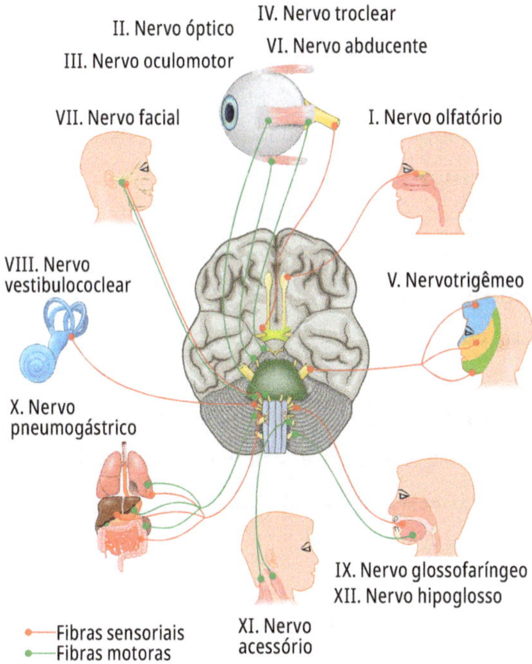

Designua/Shutterstock

Nervos espinhais

Os nervos espinhais, também chamados de *raquidianos*, fazem a conexão entre a medula espinhal e as seguintes estruturas: tronco, membros superiores e pescoço. Ao todo, são 31 nervos espinhais, divididos em 8 pares cervicais, 12 torácicos, cinco lombares, cinco sacrais e 1 coccígeo.

São encontrados em dois ramos (anterior e posterior) partindo da medula, com função mista, ou seja, tanto sensorial quanto motora. A porção sensitiva está conectada à medula em sua região dorsal por meio de gânglios raquidianos, enquanto a motora se conecta diretamente à medula.

Meninges

Dura-máter, aracnoide e pia-máter são as três camadas membranosas que recobrem o cérebro, compondo um sistema de proteção e sustentação dos vasos sanguíneos do sistema nervoso central. Entre elas existe um líquido denominado *líquor* ou *líquido cefalorraquidiano*.

A **dura-máter** consiste em uma estrutura membranosa externa dividida em duas camadas: uma mais externa, unida ao crânio, e outra mais interna, denominada *meníngea interna*. Já a **aracnoide** é uma camada média que apresenta prolongamentos projetados em direção à dura-máter, conhecidos por granulações aracnóideas. Tais projeções permitem o vazamento do líquor. Por fim, a **pia-máter** é a porção interna das meninges, entra em contato com a estrutura cerebral e penetra por suas fissuras e sulcos.

A Figura 1.24 mostra o sistema nervoso central, suas divisões e a estrutura que as compõem.

Figura 1.24 – Estrutura geral do sistema nervoso central

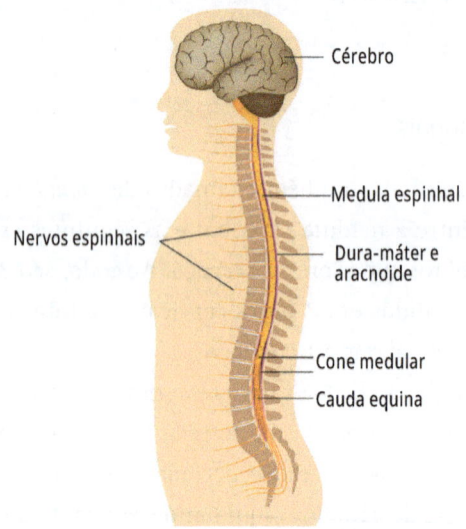

1.4.2 Sistema endócrino

O sistema endócrino é formado por um conjunto de órgãos que, assim como no sistema nervoso, têm a função de realizar o controle funcional do organismo, mas a longo prazo, por meio dos **hormônios**, substâncias químicas liberadas na corrente sanguínea que agem em órgãos específicos com funções indutoras ou inibidoras. Os hormônios atuam em diversas ações orgânicas, como reprodução, crescimento e metabolismo.

Quando um hormônio é liberado na corrente sanguínea, sua ação é desencadeada no órgão-alvo por meio de células receptoras que reagem aos estímulos, acelerando, reduzindo ou alterando seu funcionamento. Alguns hormônios apresentam ação restrita a alguns órgãos ou tipos celulares, enquanto outros agem de forma generalizada no organismo.

O corpo humano apresenta tipos glandulares diferentes, os quais também têm funções diversas. As **glândulas exócrinas**, por exemplo, liberam substâncias para o exterior do corpo ou em suas cavidades. Tais substâncias não apresentam funções hormonais, ou seja, não atuam controlando algumas ações corpóreas. Entre esses tipos de substâncias estão sais minerais e enzimas, entre outras identificadas, por exemplo, no suor e na saliva.

Já as **glândulas endócrinas** produzem os hormônios e, como citamos anteriormente, liberam suas substâncias única e exclusivamente na corrente sanguínea. Existem, ainda, as **glândulas mistas** ou **anfícrinas**, que têm tanto funções endócrinas como exócrinas, como observado no pâncreas e nas gônadas masculinas e femininas.

A seguir, abordaremos as principais glândulas do sistema endócrino.

Hipófise

A hipófise é a principal de todas as glândulas do sistema endócrino. Sua função é regular a ação de todas as outras glândulas, por meio dos hormônios que ela libera ou armazena. Sua estrutura anatômica é composta de uma porção anterior, denominada **adeno-hipófise**, e de outra posterior, a **neuro-hipófise**.

A porção anterior é responsável por coordenar a ação das outras glândulas por meio dos hormônios produzidos por ela, como: hormônio folículo-estimulante (FSH) e hormônio luteinizante (LH), responsáveis pela ação sobre as gônadas a partir da puberdade; hormônio tireoestimulante (TSH), que atua na estimulação da glândula tireoide; hormônio adrenocorticotrófico (ACTH), o qual age na estimulação do córtex da glândula suprarrenal; prolactina, que estimula a produção de leite nas glândulas mamárias; e hormônio do crescimento (GH).

A neuro-hipófise não realiza a produção de hormônios, entretanto promove a reserva de ocitocina, que atua na contração uterina, da próstata e nas glândulas mamárias, e de ADH (hormônio antidiurético), que age na retenção de água nos rins. É importante lembrar que tais hormônios são produzidos no hipotálamo e enviados na porção posterior da hipófise (Figura 1.25).

Figura 1.25 – Glândula hipófise

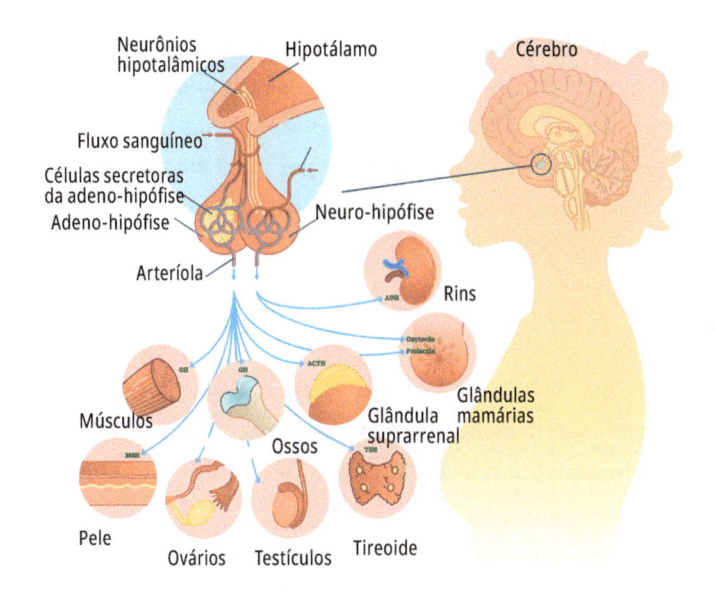

Tireoide

Localizada na porção anterior da traqueia, a glândula tireoide apresenta dois lobos (direito e esquerdo) unidos por uma fina camada de tecido glandular, denominada *istmo*. Produz os hormônios tiroxina (T4), tri-iodotironina (T3) e calcitonina.

Paratireoides

São quatro pequenas glândulas ovaladas postadas na porção posterior dos lobos da glândula tireoide. Produzem o paratormônio, que contribui para o equilíbrio do cálcio-fosforo no sangue, bem como nos ossos e nos rins.

Suprarrenais

Essas glândulas estão sobre os rins em seu polo superior. Têm formato piramidal, com porção interna dividida em córtex e medula. Atuam na regulação da pressão arterial, no equilíbrio eletrolítico e na resposta de estresse por meio dos seguintes hormônios: cortisol, corticosterona, aldosterona, adrenalina, noradrenalina e dopamina.

Pâncreas

Esta é uma das glândulas anfícrinas encontradas no corpo humano. Produz os hormônios insulina e glucagon, os quais estão diretamente relacionados com o controle dos níveis de glicose no sangue.

Testículos e ovários

São as gônadas masculinas e femininas, respectivamente, cuja função é regular o desenvolvimento, o comportamento e as características sexuais secundárias, além de controlar a gametogênese por meio dos hormônios dos testículos (testosterona) e dos ovários (estrogênio e progesterona).

1.5 Sistema excretor

Também chamado de *sistema urinário*, o sistema excretor é o principal responsável por eliminar as substâncias que se apresentam em excesso no organismo, bem como por retirar metabólitos presentes na corrente sanguínea, os quais são tóxicos para o organismo, a exemplo de produtos nitrogenados, como a ureia e o ácido úrico. Assim, o sistema excretor colabora para a homeostasia orgânica. É composto por dois rins, dois ureteres, uma bexiga e uma uretra, que serão descritos a seguir.

Néfrons

Os néfrons (Figura 1.26) são as unidades funcionais dos rins, responsáveis pela filtragem do sangue. Há, aproximadamente, um milhão de néfrons por rim. Anatomicamente, são constituídos de: glomérulo, estrutura formada por capilares em forma de novelo; cápsula glomerular (cápsula de Bowman); túbulo contorcido proximal; alça nefrídica (alça de Henle); túbulo contorcido distal; e túbulo coletor. Ao redor dessa estrutura, há os capilares peritubulares, responsáveis por reabsorver as substâncias que são aproveitadas pelo organimo.

Figura 1.26 – Néfron

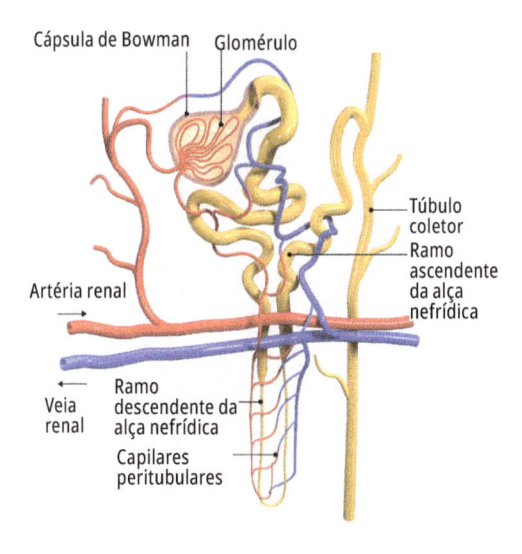

Rins

Os rins (Figura 1.27) são duas estruturas com aproximadamente 12 cm de comprimento e que apresentam um formato semelhante ao de um grão de feijão. Estão postados na porção superior da parede posterior lateral da cavidade abdominal. Vale citar que o rim direito encontra-se pouco abaixo em relação ao esquerdo, em virtude da presença do fígado em seu polo superior.

Sua estrutura é formada por uma cápsula renal constituída por tecido conjuntivo, região cortical e medula, que também é chamada de *pirâmide renal*. Internamente, são encontradas porções que se conectam às pirâmides renais, denominadas *cálices menores*, os quais se unem e formam os cálices maiores. Estes originam a pelve renal, que dá início ao ureter. Em sua porção medial, os rins apresentam uma abertura denominada *hilo renal*, a qual permite a entrada e a saída de vasos renais, nervos e pelve.

Figura 1.27 – Rins

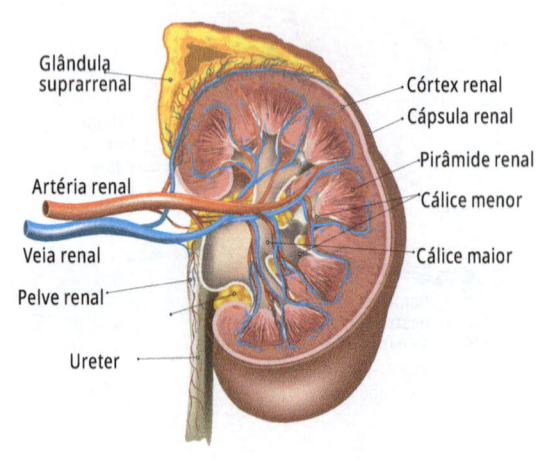

Ureteres

Os ureteres são tubos de músculos com aproximadamente 15 cm que se originam na pelve renal. Sua função é encaminhar a urina formada nos rins até a bexiga, para que seja armazenada até o momento da micção.

Bexiga

A bexiga é um órgão formado por musculatura lisa, localizado na região pélvica, com característica oca, que tem por finalidade armazenar a urina até o momento da micção. Em sua região inferior, internamente apresenta três orifícios, formados pela entrada dos ureteres e pela saída da uretra. Tais orifícios se mostram em forma triangular e são chamados de *trígono da bexiga*. Ainda, ela apresenta uma capacidade média de armazenamento entre 300 a 400 ml, podendo chegar entre 500 e 600 ml, quando cheia.

Uretra

A uretra é uma estrutura que representa o ponto de saída da urina reservada na bexiga. Tem características diferentes em relação ao sexo: no homem, tem aproximadamente 22 cm e as funções de micção e ejaculação; na mulher, cerca de 5 cm e a função única de micção.

Síntese

Neste capítulo, vimos que a anatomia humana é uma ciência que estuda as estruturas do organismo humano e suas relações intersistêmicas. Tal aspecto está diretamente relacionado com o funcionamento e o controle da homeostasia orgânica. Portanto, conhecer tais estruturas é fundamental para o exercício das profissões da área de saúde. Assim, a exploração dos conteúdos, de forma simples e prática, permite aplicar no dia a dia os conhecimentos adquiridos sobre os órgãos dos sistemas.

Como mencionamos, o sistema cardiovascular pode ser comparado a um sistema de logística do organismo, pois leva substâncias, nutrientes e resíduos para todas as partes do organismo. Já o sistema excretor retira tais resíduos, que, muitas vezes, são tóxicos ao organismo. Os sistemas endócrino e nervoso realizam o controle e o comando das ações do corpo, permitindo uma interação com o meio e respondendo aos estímulos.

Vale ressaltar que o conhecimento de todos os órgãos e sistemas corresponde a somente uma pequena parte do intrincado funcionamento do corpo humano, mas fundamental para o entendimento de toda a sua funcionalidade, bem como das reações e respostas às inúmeras situações enfrentadas diariamente.

Questões para revisão

1. Os processos de gametogênese são fundamentais para a manutenção da vida, sendo dependentes de hormônios sexuais masculinos e femininos. Assinale a opção que indica os hormônios responsáveis por esses processos:
   a) Prolactina e estrogênio.
   b) Testosterona e calcitonina.
   c) FSH e LH.
   d) Progesterona e ADH.
   e) Tiroxina e tri-iodotironina

2. Sabemos que o cérebro é o responsável por controlar inúmeras ações do organismo humano. Considerando as características evolutivas do ser humano, indique a opção referente às estruturas mais antigas do cérebro:
   a) Controle da memória.
   b) Processamento visual.
   c) Controle da atividade esquelética.
   d) Controle da fala.
   e) Controle da respiração e da circulação.

3. O organismo humano apresenta estruturas que interagem com o meio onde estão. Indique, entre as opções a seguir, a alternativa que apresenta as estruturas responsáveis por captar alterações de pressão:
   a) Quimiorreceptores.
   b) Mecanorreceptores.
   c) Fotorreceptores.
   d) Termorreceptores.
   e) Radiorreceptores.

4. Chamamos de *pequena circulação* aquela que ocorre no sentido coração-pulmão-coração e de *grande circulação* a que ocorre no sentido coração-corpo-coração. Com base nessas informações, descreva o caminho que o sangue percorre quando passa pela veia cava até sair pela artéria aorta.

5. Para que ocorra a homeostase (equilíbrio orgânico), o organismo realiza funções em conjunto, de forma harmônica e eficiente. Assim, todos os órgãos apresentam igual importância nesse processo. Entre os diversos órgãos do sistema excretor, por que os rins são órgãos vitais?

Questões para reflexão

1. O corpo humano é formado por diversos sistemas que interagem e atuam em condições de mantê-lo em perfeito funcionamento. Assim, não podemos dizer que um sistema tenha mais importância que outro. Com base nessa afirmativa, avalie como tais sistemas interagem e qual efeito a falha de algum órgão pode gerar para as funções orgânicas.

2. Inúmeras doenças estão relacionadas ao acúmulo de metabólitos no organismo. Dessa forma, os rins apresentam várias funções em relação ao controle da quantidade e à permanência de determinados elementos no corpo humano. Nesse sentido, avalie qual é a importância desse órgão para o organismo.

Capítulo 2
Fisiologia humana

Alessandro Castanha da Silva

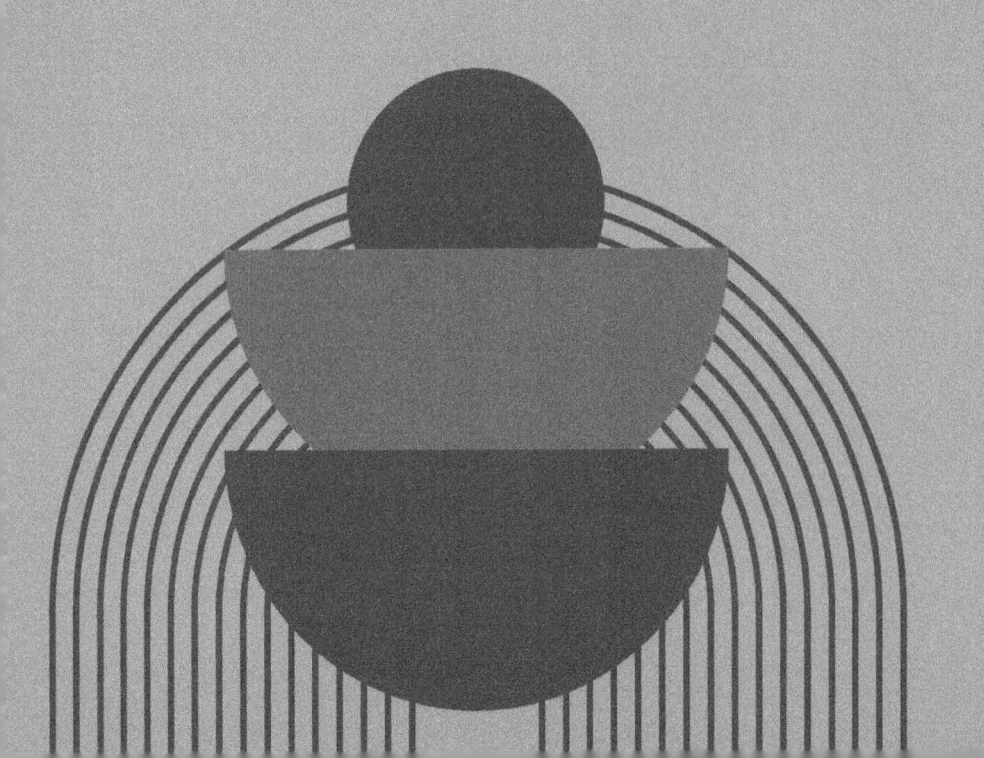

Conteúdos do capítulo

- Conhecendo a fisiologia humana.
- Sistemas de comando do corpo humano.
- Absorção de nutrientes.
- Filtragem dos resíduos.
- Circulação e troca gasosa.

Após o estudo deste capítulo, você será capaz de:

1. identificar a importância da fisiologia humana nas práticas integrativas complementares;
2. explicar o significado de *homeostasia*;
3. compreender o funcionamento dos sistemas nervoso e endócrino;
4. analisar os processos de digestão dos macronutrientes;
5. compreender o funcionamento dos néfrons no processo homeostático;
6. reconhecer os processos que regulam os sistemas circulatório e respiratório.

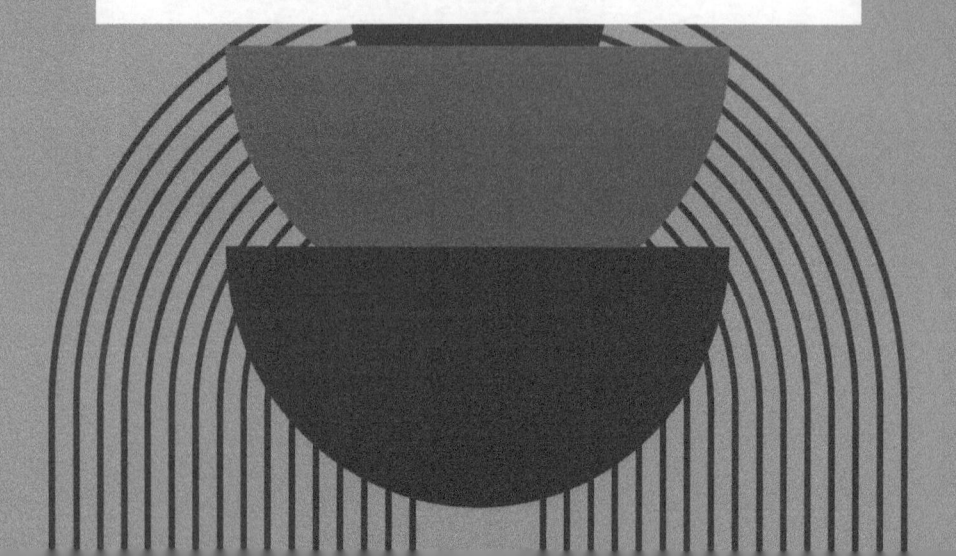

2.1 Introdução ao estudo da fisiologia humana

A fisiologia humana é uma disciplina da área de ciências biológicas que estuda o funcionamento das estruturas orgânicas. Dessa forma, está intrinsecamente ligada à anatomia humana. Etimologicamente, o termo *fisiologia* significa "conhecimento da natureza" e foi utilizado pela primeira vez pelo filósofo grego Aristóteles. Entretanto, foi Hipócrates que o associou à área médica no sentido de "potencial de cura natural".

O estudo da fisiologia está baseado em uma palavra, *homeostasia*, ou seja, o equilíbrio orgânico. Porém, tratar desse equilíbrio do corpo, primeiramente é preciso entender o funcionamento normal, isto é, as respostas às situações de alteração e de busca da normalização, sejam elas físicas ou químicas. Nesse sentido, o organismo constantemente passa por processos de desequilíbrio e reequilíbrio, havendo um mecanismo de *feedback* que trabalha para fornecer respostas às situações que quebram a homeostase orgânica.

Quando ingerimos um alimento, por exemplo, este é quebrado em pequenas partículas, que serão absorvidas pelos intestinos e levadas para a corrente sanguínea. Assim, os carboidratos presentes nesse alimento fazem aumentar o nível de glicemia no sangue. Tal situação pode ser considerada uma quebra de homeostase. A partir desse momento, o pâncreas libera o hormônio insulina, que possibilita a entrada da glicose nas células, equilibrando novamente os níveis presentes no sangue e inibindo a liberação de glicose pelo fígado, o que ocasiona o acúmulo do glicogênio para reserva.

O mecanismo de *feedback* pode atuar de duas formas diferentes. O *feedback* negativo, o mais comum no organismo, trabalha como uma resposta primária aos estímulos – como citado anteriormente, na situação do controle glicêmico. Em contrapartida, o *feedback* positivo reforça o estímulo inicial, como pode ser visto durante o parto, na liberação da ocitocina pela hipófise, que aumenta a contração uterina.

2.2 Sistemas nervoso e endócrino

Considerando as características principais dos sistemas nervoso e endócrino, podemos inferir que ambos têm a função de realizar os comandos para o corpo. O sistema nervoso responde às interações com o ambiente por meio de nervos sensoriais, os quais captam quaisquer mudanças, produzindo uma resposta de adaptação a essas situações. É importante frisar que tais respostas se dão rapidamente, por conta da ação das células nervosas. Da mesma forma, mas de modo mais lento, o sistema endócrino participa da coordenação de ações e do controle do corpo humano.

2.2.1 Sistema nervoso

A fisiologia do sistema nervoso envolve, principalmente, a resposta a estímulos do meio e sua interpretação. Assim, é preciso compreender como as células desse sistema (os neurônios) enviam as informações através de impulsos elétricos e químicos por todo o sistema.

As sinapses são regiões terminais de neurônios presentes nos dendritos e que fazem a comunicação com o neurônio adjacente.

Apresentam um formato arredondado e comunicam um neurônio pré-sináptico ao pós-sináptico por meio de uma fenda denominada *fenda sináptica*.

A comunicação entre os neurônios pré e pós-sinápticos (Figura 2.1) é realizada mediante substâncias químicas chamadas de *neurotransmissores*, as quais são liberadas em vesículas na fenda sináptica, agindo como estimuladoras ou inibidoras de acordo com os receptores da membrana. Atualmente, são conhecidas várias dessas substâncias que atuam no sistema nervoso no envio da informação aos interneurônios: acetilcolina, adrenalina, noradrenalina, gaba (gama-aminobutírico) etc.

Figura 2.1 – Comunicação neuronal

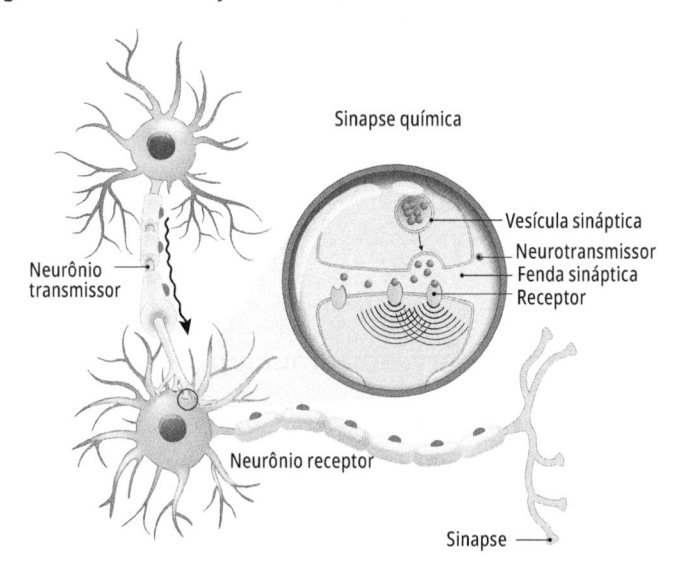

As fibras que compõem o sistema nervoso podem ser divididas em aferentes (sensitivas) e eferentes (motoras). As primeiras respondem a estímulos como os do tato, da visão e da audição, oriundos de informações variadas do meio, gerando uma resposta por meio de impulsos levados para glândulas e músculos do corpo através das fibras eferentes. À resposta efetiva de "vai e vem" de impulsos nervosos gerados dá-se o nome de *arco reflexo*.

A Figura 2.2, a seguir, ilustra as vias eferentes e aferentes que geram o arco reflexo. Podemos observar que a terminação sensorial encaminha os impulsos para a fibra nervosa aferente, o sistema nervoso central encaminha a resposta via fibra nervosa eferente, e assim ocorre a resposta motora.

Figura 2.2 – Vias eferentes e aferentes

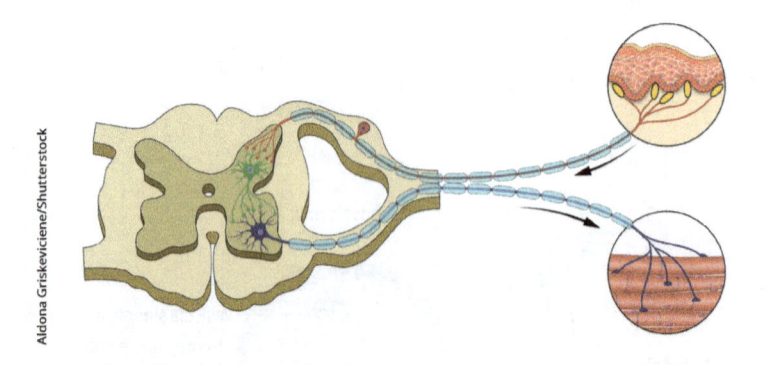

Aldona Griskeviciene/Shutterstock

2.2.1.1 Sistema nervoso autônomo

O sistema nervoso autônomo tem a função de coordenar as vísceras do organismo, atuando principalmente em órgãos como os músculos lisos, o músculo cardíaco, as glândulas e parte do tecido adiposo. A regulação de várias situações fisiológicas diárias do corpo humano, como pressão arterial, motilidade gastrointestinal, esvaziamento da bexiga e temperatura corporal, está diretamente relacionada a esse sistema. A velocidade e a intensidade da resposta gerada são suas principais características.

O sistema nervoso autônomo pode ser dividido em simpático (SNAS) e parassimpático (SNAP) e apresenta como característica geral o controle da homeostasia corporal, regulando e coordenando as atividades involuntárias. Além dos dois sistemas citados, há também o sistema nervoso autônomo entérico, que atua por meio das fibras nervosas situadas na parede do trato gastrointestinal.

Nas situações anteriormente citadas, observa-se uma rede de neurônios, chamados de *pré-ganglionares*, que partem do sistema nervoso central e se conectam ao gânglio. Este, por sua vez, envia as informações por um neurônio pós-ganglionar que está ligado ao órgão-alvo. No SNAS, as fibras pré-ganglionares são curtas e partem da região torácica e lombar; já no SNAP, as fibras pré-ganglionares são longas e saem da região cervical e sacral.

Observe a Figura 2.3, na qual vemos as diferenças entre as fibras pré-ganglionares e as pós-ganglionares no SNAS e no SNAP em relação aos gânglios e aos órgãos-alvo.

Figura 2.3 – Diferença entre as fibras dos sistemas autônomos simpático e parassimpático

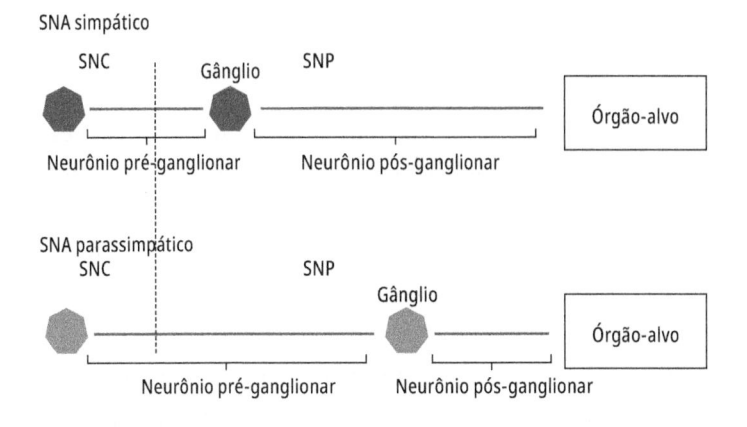

Outra diferença entre os dois sistemas está no tipo de mediador químico utilizado nas sinapses. No simpático, há a presença de acetilcolina nos pré-ganglionares e de adrenalina nos pós-ganglionares; no parassimpático, ambos utilizam a acetilcolina.

Resposta orgânica à ativação do SNAS

O SNAS sofre uma ativação global, pois todas as ações são interligadas e requerem uma resposta rápida. Assim, algumas situações, como estresse físico ou emocional (como em uma fuga), podem gerar alterações nos diversos sistemas.

O sistema circulatório apresenta aumento do fluxo sanguíneo, da pressão sanguínea e da contração do miocárdio, além da vasodilatação nos músculos esqueléticos e no sistema nervoso central, bem como vasoconstrição na pele e nas vísceras. O sistema respiratório causa um processo de broncodilatação, enquanto o sistema gastrointestinal sofre alterações como a redução de secreção e motilidade e o aumento de glicemia e lipemia. A musculatura tem um aumento de glicogenólise e de força, a temperatura corpórea aumenta e a visão sofre modificações, em decorrência da dilatação da pupila.

Resposta orgânica à ativação do SNAP

Como o corpo humano sempre busca a homeostase, ações realizadas pelo SNAP ocorrem para trazê-lo novamente ao equilíbrio; portanto, tal sistema contrapõe-se às modificações geradas pelo SNAS. Diferentemente da ativação global do SNAS, as ações do SNAP ocorrem lentamente, buscando o repouso e a conservação de energia.

O sistema circulatório reduz a frequência cardíaca e a contração do miocárdio, enquanto o endócrino abrevia a lipemia e a glicemia. Em contrapartida, o trato gastrointestinal aumenta a motilidade e a secreção, e o sistema respiratório gera uma constrição dos brônquios, além de haver a constrição das pupilas nos olhos.

É importante observar que a vasodilatação ocorre pela liberação de óxido nitroso pelas células do epitélio. Dessa forma, não se trata de uma resposta mediada pela ação do SNAP.

A Figura 2.4, a seguir, mostra a atuação do SNAS e do SNAP em diversos órgãos do corpo.

Figura 2.4 – Sistema nervoso autônomo – simpático e parassimpático

Sistema nervoso parassimpático
- Constrição da pupila
- Estimulação da salivação
- Constrição dos brônquios, redução da frequência cardíaca
- Estimulação da atividade digestiva
- Estimulação da vesícula biliar
- Inibição da produção de adrenalina
- Contração da bexiga
- Relaxamento do reto

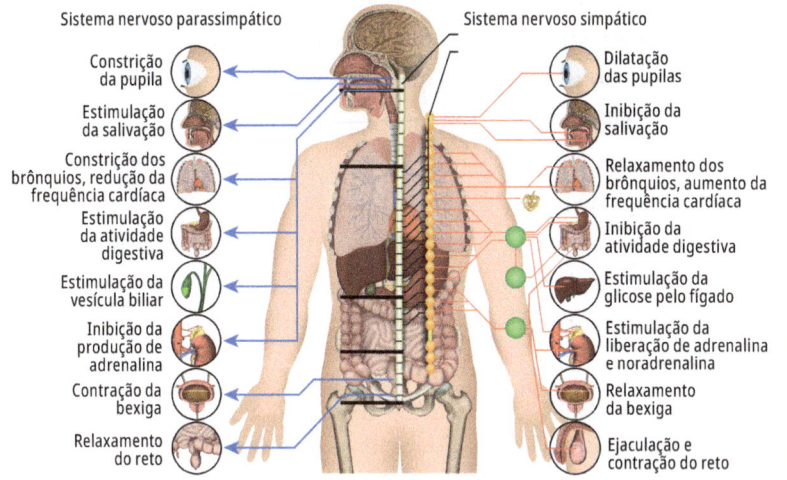

Sistema nervoso simpático
- Dilatação das pupilas
- Inibição da salivação
- Relaxamento dos brônquios, aumento da frequência cardíaca
- Inibição da atividade digestiva
- Estimulação da glicose pelo fígado
- Estimulação da liberação de adrenalina e noradrenalina
- Relaxamento da bexiga
- Ejaculação e contração do reto

medicalstocks/Shutterstock

Ao observarmos a estrutura anatômica dos dois sistemas, conseguimos facilmente diferenciá-los, porém suas funções não são de separação. Para uma fácil comparação funcional, podemos associá-los às seguintes ações: repouso – parassimpático; ação – simpático.

É importante destacar que, embora apresentem características antagônicas em suas ações, ambos podem atuar de forma cooperativa, mantendo o funcionamento de diversas funções orgânicas, como a reprodutiva, em que o parassimpático atua sobre o aumento do fluxo sanguíneo no pênis, e o simpático, no estímulo da ejaculação.

2.2.2 Sistema endócrino

Diferentemente de outros sistemas do corpo humano, o sistema endócrino não apresenta uma conexão entre suas estruturas. No entanto, elas agem coordenadamente no controle de várias funções, atuando de forma integrada ao sistema nervoso. Os hormônios, substâncias produzidas pelas glândulas endócrinas, funcionam como sinalizadores químicos liberados na corrente sanguínea e agem sobre as células-alvo em órgãos específicos.

Existem três tipos de glândulas no organismo: as **glândulas exócrinas** não produzem hormônios, e suas secreções são liberadas em cavidades ou para fora do corpo; as **glândulas endócrinas** produzem hormônios e os liberam na corrente sanguínea; e as **glândulas anfícrinas** ou **mistas** podem ser tanto endócrinas quanto exócrinas.

Ao estudarmos a relação hormonal no organismo, precisamos conhecer o sistema de *feedback*, pois é por meio dele que ocorre a manutenção da homeostasia, sendo necessário diferenciar o *feedback* positivo do *feedback* negativo.

A forma mais comumente encontrada no organismo é o *feedback* negativo. Ele funciona como um sistema de gangorras, pois o decréscimo de um hormônio é estimulado pela ação de outro que atua na mesma situação. No caso dos hormônios insulina e glucagon, produzidos no pâncreas, percebe-se que o aumento dos níveis de glicose na corrente sanguínea estimula a liberação da insulina e a consequente ligação aos receptores musculares e adipócitos. Desse modo, ocorre a inibição da produção de glicose no fígado, por meio da quebra de glicogênio. Em contrapartida, quando os níveis de glicose estão baixos, o hormônio glucagon é ativado para realizar essa ação, liberando novas moléculas de glicose. Assim, a ação de um hormônio controla a do outro.

O *feedback* positivo, por sua vez, atua amplificando a ação. Por isso, pode, ocasionalmente, gerar resultados danosos, por não levar o corpo novamente ao equilíbrio. Entretanto, em algumas situações, sua ação pode ser benéfica, como durante o parto, em que a ação do hormônio ocitocina é amplificada, gerando as contrações uterinas.

A Figura 2.5 representa a ação de *feedback* negativo que ocorre pela ação dos hormônios TSH (hormônio tireoestimulante) e dos hormônios T3 e T4, produzidos na glândula tireoide.

Figura 2.5 – Sistema de *feedback* negativo

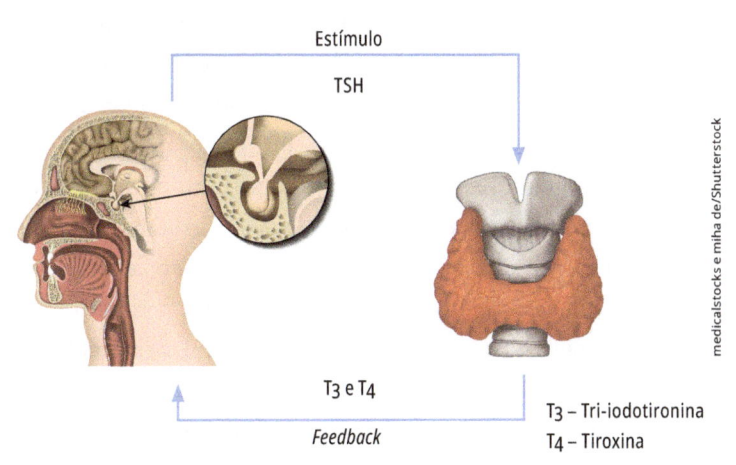

T3 – Tri-iodotironina
T4 – Tiroxina

Nos seres humanos, existem as seguintes glândulas produtoras de hormônio: o hipotálamo, produtor de hormônios que regulam a hipófise; a hipófise, que atua na regulação das outras glândulas do organismo; a glândula tireoide, a qual age sobre o metabolismo energético; as glândulas paratireoides, responsáveis pelo metabolismo do cálcio; as glândulas suprarrenais, atuantes em várias reações, como controle de estresse, sais e água; e o pâncreas, que age no controle da glicemia, dos ovários e dos testículos nas características secundárias femininas e masculinas, respectivamente.

O hipotálamo exerce o controle sobre a principal glândula do organismo, a hipófise, produzindo substâncias de controle que agem como hormônios, bem como a ocitocina e o antidiurético, que ficam armazenados na porção neural.

Como já informado, a hipófise está posicionada na base do encéfalo e tem uma parte anterior, denominada *adeno-hipófise*, e uma posterior, chamada de *neuro-hipófise*. A porção anterior é responsável por liberar hormônios que farão o controle da ação de outras glândulas do corpo. Entre esses hormônios, há o TSH, o qual estimula a produção dos hormônios T3 e T4. No rol de hormônios produzidos pela hipófise ainda encontramos: o adrenocorticotrófico, que estimula o córtex suprarrenal; o FSH (hormônio folículo-estimulante), que nas mulheres estimula o crescimento e a maturação dos folículos ovarianos, além de aumentar a secreção de estrógenos, e nos homens estimula a espermatogênese; o hormônio luteinizante, que nas mulheres induz a liberação do óvulo pelo folículo ovariano e a secreção de progesterona e nos homens estimula as células intersticiais do testículo para a produção de testosterona; e, por fim, a prolactina, que estimula a produção de leite.

Por sua vez, a tireoide produz os hormônios T3 e T4 (tri-iodotironina e tiroxina, respectivamente), que agem na ação metabólica (catabolismo e anabolismo), além de produzir a calcitonina, que atua no metabolismo do cálcio. O hormônio paratireoideano (PTH) atua em *feedback* com relação à calcitonina, além do metabolismo do fósforo. Já o pâncreas, como citado anteriormente, age no metabolismo da glicose.

A glândula suprarrenal produz hormônios tanto em sua porção cortical quanto na porção medular. Entre tais hormônios está o cortisol, que prepara o corpo para situações de estresse, além de atuar de forma antagônica à ação da insulina, mobilizando as reservas energéticas e transformando-as em açúcar.

A aldosterona é utilizada no controle da pressão arterial em conjunto com a cascata renina-angiotensina-aldosterona. Nessa glândula ocorre a produção de adrenalina, cuja função está relacionada principalmente à resposta de estresse/fuga gerada pelo SNAP, além de seu hormônio antagônico noradrenalina. Por fim, nessa glândula também se observa a produção de hormônios androgênios e estrogênio, precursores dos hormônios masculinos e femininos, respectivamente.

Por fim, nos ovários ocorre a produção dos hormônios estrogênio, responsável pelas características sexuais secundárias femininas e pelo desenvolvimento do endométrio, e progesterona, que prepara o endométrio uterino para receber o embrião. Os testículos são responsáveis pela produção da testosterona, que, na puberdade, gera as alterações responsáveis pelas características secundárias masculinas.

2.3 Sistema digestório

O sistema digestório (Figura 2.6), uma estrutura em forma de tubo, é constituído por boca, faringe, esôfago, estômago, duodeno, jejuno-íleo, intestino grosso, reto e ânus, além de glândulas anexas, como pâncreas, fígado e salivares. O alimento inicia sua transformação ainda na cavidade bucal pelos processos de digestão mecânica e química, por meio dos quais o alimento é triturado e misturado às enzimas liberadas pelas glândulas salivares.

Figura 2.6 – Sistema digestório

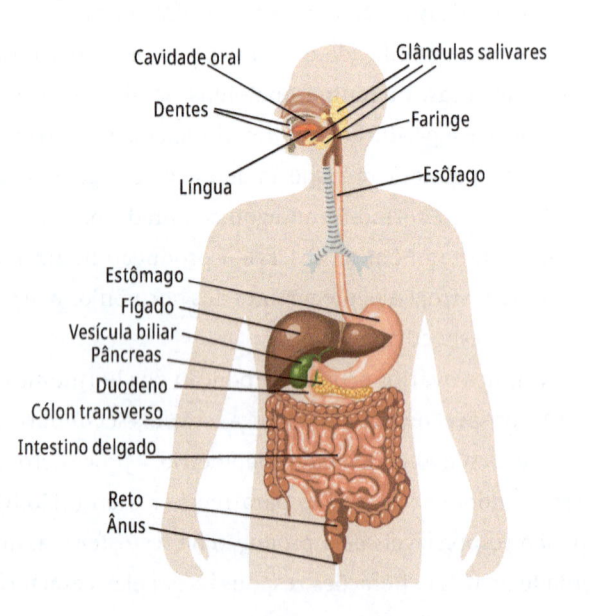

Olga Bolbot/Shutterstock

Como visto anteriormente, dois processos ocorrem na boca, a digestão mecânica e a digestão química. Tendo em vista esses processos, abordaremos, na sequência, a digestão de macronutrientes (carboidratos, lipídeos e proteínas).

2.3.1 Digestão de carboidratos

Conhecidos também como *hidratos de carbono*, *glicídios* ou simplesmente *açúcares*, os carboidratos representam a base energética de nossa nutrição, sendo a única aceita pelo cérebro. Sua estrutura básica é formada por carbono, hidrogênio e oxigênio, e sua fórmula geral é $C_nH_{2n}O_n$, em que *n* pode variar entre 3 e 7. Ainda é possível encontrar fósforo, nitrogênio e enxofre em sua composição. De acordo com a estrutura química dos carboidratos, podemos classificá-los em monossacarídeos, oligossacarídeos e polissacarídeos.

O processo de digestão dos carboidratos começa na boca com a atuação da enzima alfa-amilase, liberada pelas glândulas salivares. É importante ressaltar que a ação dessa enzima na cavidade bucal é curta, ou seja, pelo pouco tempo em que o açúcar permanece na boca, apenas 5% dele é quebrado. Além disso, o processo de deglutição encaminha o alimento para o estômago, que interrompe a ação da alfa-amilase em razão do baixo pH. Ao deixar o estômago, é retomada a ação da quebra de carboidratos pela amilase liberada pelo pâncreas.

Quando o alimento chega ao duodeno, o pâncreas libera a enzima α-amilase pancreática – que age sobre o amido, quebrando-o em maltose e em oligossacarídeos denominados *dextrinas* – e também uma pequena quantidade de isomaltose. A quebra das moléculas de dextrina e maltose ocorre por hidrólise em virtude da ação da dextrinase e da maltase, ambas encontradas no epitélio do intestino delgado. Ao processo de ação sobre as cadeias que ainda permanecem ramificadas dá-se o nome de digestão *in situ*. Nessa situação, tais cadeias se ligam à borda do intestino e são quebradas por dextrinases e trealases em monossacarídeos, como mostra a Figura 2.7.

Figura 2.7 – Ação das enzimas de borda sobre moléculas não quebradas na digestão

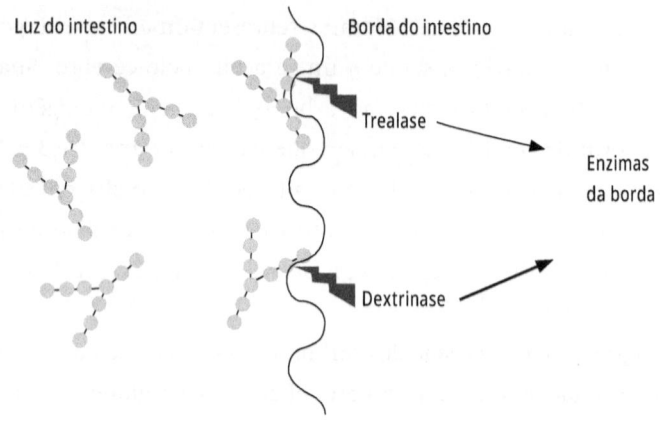

Luz do intestino   Borda do intestino

Trealase

Enzimas da borda

Dextrinase

É importante frisar que outras enzimas, como isomaltase, sacarase e lactase, atuam nesse epitélio degradando, respectivamente, a isomaltose, a sacarose (em glicose e frutose) e a lactose (em glicose e galactose). Dessa forma, tais moléculas tornam-se absorvíveis pela parede intestinal e são encaminhadas para a corrente sanguínea.

Tanto a glicose quanto a galactose servem-se da mesma via de transporte para chegarem até a corrente sanguínea. Por conta de seu peso molecular, tais moléculas não conseguem atravessar os poros da membrana celular da parede intestinal. Como consequência, utilizam um cotransportador de íons sódio (Na^+), que facilita sua passagem, além de um transportador de membrana denominado GLUT[1] (Figura 2.8).

---

[1] GLUT é uma proteína transportadora de membrana encontrada em animais que facilita o transporte da glicose a favor do gradiente de concentração.

Figura 2.8 – Passagem dos monossacarídeos de glicose e galactose pela parede intestinal até a corrente sanguínea

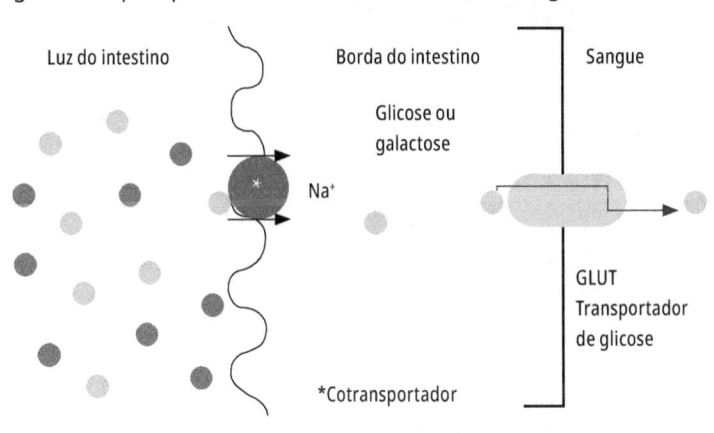

Na Figura 2.9, a seguir, observe o transporte facilitado da frutose por meio de outra proteína, denominada GLUT 5. Nesse caso, não há a necessidade de um cotransportador, como na situação anterior. Essa proteína não apresenta afinidade pela molécula da glicose, tornando-se, portanto, uma via exclusiva para o transporte da frutose.

Figura 2.9 – Passagem dos monossacarídeos de frutose pela parede intestinal até a corrente sanguínea

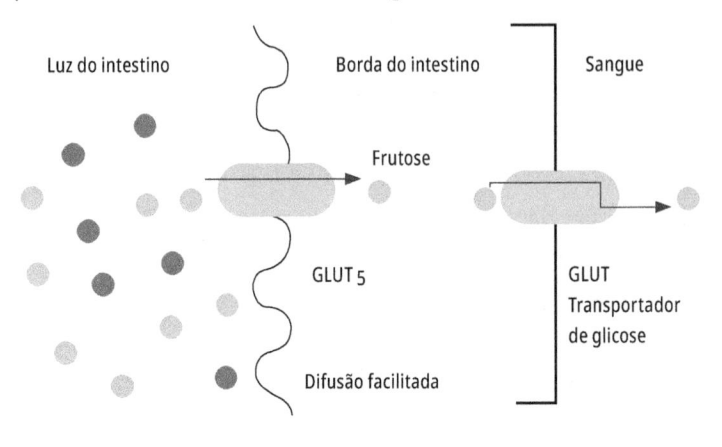

> **Curiosidade**
>
> A intolerância à lactose é uma das fisiopatologias mais comuns em relação ao processo de ingestão de açúcares. Geralmente, resulta da incapacidade de o organismo produzir a enzima lactase, responsável pela degradação da lactose. Isso pode desencadear diferentes respostas nos organismos das pessoas, como desconforto abdominal, gases, entre outras. É importante ressaltar que a intolerância à lactose pode atingir diversos graus e distingue-se do processo de alergia à lactose.

2.3.2 Digestão de proteínas

O processo de digestão das proteínas inicia-se no estômago, por meio da liberação pelas células oxínticas do ácido clorídrico (HCl) e do pepsinogênio, que é convertido em pepsina. Esta é responsável por realizar a clivagem das proteínas em aminoácidos, em um processo denominado *quimificação*, isto é, transformação do bolo alimentar em quimo.

Outros dois grandes grupos de enzimas que trabalham na quebra das proteínas são as endopeptidases e as exopeptidases. De forma geral, as endopeptidases realizam a lise das ligações peptídicas não terminais, ou seja, agem no meio da cadeia, transformando os maiores em menores. Em contrapartida, as exopeptidases atuam sobre as extremidades das cadeias, liberando os monômeros de aminoácidos. A ação da pepsina, no estômago, e da tripsina e da quimotripsina, na luz intestinal, são exemplos de endopeptidase, enquanto a aminopeptidase e a carboxipeptidase são tipos de exopeptidases.

Estruturas mais simples, como aminoácidos, dipeptídeos e tripeptídeos, podem ser absorvidas pelas células intestinais.

Entretanto, para que ocorra sua entrada nas células, elas necessitam da presença de cotransportadores. Os aminoácidos livres utilizam o íon Na$^+$, enquanto os di e tripeptídeos valem-se do íon H$^+$. Estes últimos ainda passam por novas clivagens intracelulares causadas por outras peptidases. Algumas cadeias longas podem chegar à corrente sanguínea por meio de um processo denominado *transcitose*, no qual vacúolos são formados. Porém, tais fragmentos mais complexos são encaminhados diretamente ao fígado sem passar pela clivagem no interior das células (Figura 2.10).

Figura 2.10 – Absorção de aminoácidos e quebra de proteínas não totalmente digeridas na parede intestinal

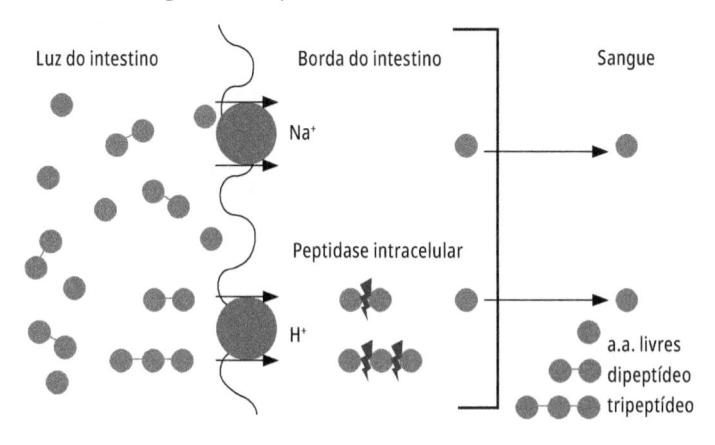

2.3.3 Digestão de lipídeos

Sabemos que a digestão dos alimentos começa na boca; porém, apesar de haver a liberação de lipase na base da língua, o tempo de permanência da comida na boca é tão curto que não há tempo para agir sobre esse substrato. Da mesma forma, no estômago também está presente a lipase, mas a acidez no meio é tão baixa que não permite uma ação efetiva, quebrando poucas cadeias de ácidos graxos mais curtos.

A ação efetiva de digestão se dá no duodeno, onde, em razão da acidez, há a contração da vesícula biliar, liberando bile e suco pancreático. Tal ação acontece por conta do estímulo do hormônio colecistocinina. Os sais biliares passam a emulsificar os lipídeos, facilitando a ação da lipase pancreática, que permite a quebra de triglicerídeos em diglicerídeos e ácidos graxos livres. A ação da lipase sobre tal substrato continua, e os diglicerídeos são quebrados em monoglicerídeos, enquanto os ácidos graxos se transformam em glicerol. É importante frisar que, além do estímulo da colecistocinina para o suco pancreático, esse hormônio incita o hormônio secretina, que estimula a liberação de bicarbonato de sódio no pâncreas.

Os monoglicerídeos e os ácidos graxos livres produzidos unem-se formando uma estrutura denominada *micela*, a qual facilita o trânsito no meio aquoso da luz intestinal. As micelas são, então, absorvidas pela borda intestinal por diferentes processos – por exemplo, mediante proteínas carreadoras, difusão facilitada ou receptores proteicos. Internamente, nas células, as micelas sofrem um processo denominado *esterificação*, responsável por formar os chamados *quilomícrons*, os quais, em virtude de seu tamanho, não atravessam as fenestras[2] dos vasos sanguíneos e, portanto, são levados pelos vasos linfáticos até a veia cava superior, onde finalmente se encaminham para o fígado para a produção de

---

2   Poros presentes nos vasos sanguíneos e linfáticos que facilitam a difusão de metabólitos.

HDL (*high-density lipoprotein*), LDL (*low-density lipoprotein*) e VLDL (*very low-density lipoprotein*). A Figura 2.11 ilustra esse processo.

Figura 2.11 – Processo de formação de micelas e esterificação

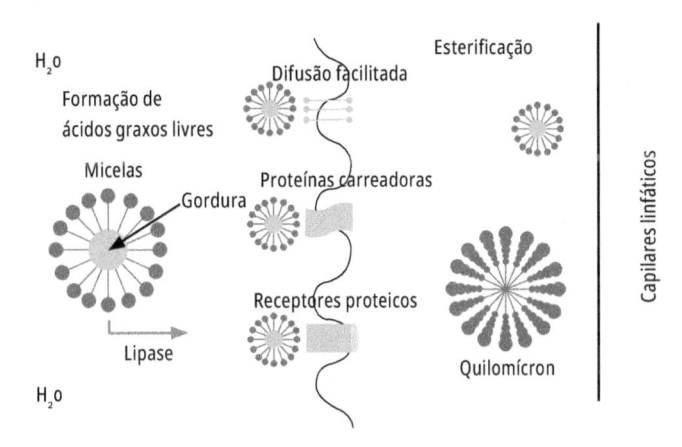

2.4 Sistema urinário

Basicamente, toda ação renal de filtragem do sangue ocorre em suas estruturas funcionais, os néfrons (Figura 2.12). Tais estruturas, compostas por glomérulo, cápsula de Bowman, túbulo contorcido proximal, alça nefrídica (alça de Henle), túbulo contorcido distal e túbulo coletor, realizam a retirada de aproximadamente 95% das substâncias presentes no plasma sanguíneo, para a filtração de metabólitos.

Figura 2.12 – Néfron

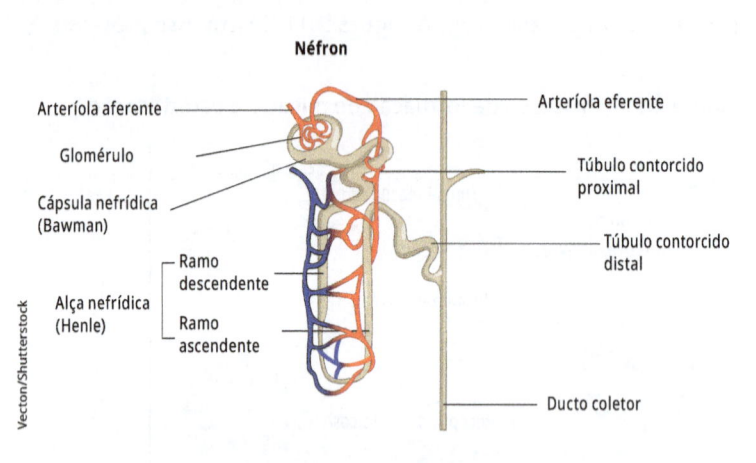

Néfron

- Arteríola aferente
- Glomérulo
- Cápsula nefrídica (Bawman)
- Alça nefrídica (Henle)
  - Ramo descendente
  - Ramo ascendente
- Arteríola eferente
- Túbulo contorcido proximal
- Túbulo contorcido distal
- Ducto coletor

Diariamente, os rins filtram aproximadamente 200 litros de plasma, produzindo em torno de 1,5 litro de urina por dia, em média. Dessa forma, participam do balanço de controle eletrolítico por meio dos íons Na^+, K^+, Mg^+, Cl^-, HCO^{3-}, entre outros, e atuam no equilíbrio ácido-básico por meio da conservação de bases e da eliminação de radicais ácidos e de resíduos metabólicos, como compostos nitrogenados não proteicos. Ainda, participam do controle da pressão arterial por meio do sistema enzimático hormonal renina-angiotensina-aldosterona e colaboram na produção de eritrócitos (células vermelhas do sangue) mediante a liberação da eritropoetina.

A formação da urina ocorre basicamente por filtração – reabsorção e excreção. Esse processo tem início com os capilares, que formam uma estrutura semelhante a um novelo denominada *glomérulo*. Nessa etapa, forma-se o filtrado glomerular, em que produtos como resíduos nitrogenados, eletrólitos, água, glicose, entre outros presentes no sangue, são retirados da corrente sanguínea, passando para a cápsula glomerular. Tais substâncias são, então, encaminhadas para o túbulo contorcido proximal, onde ocorre a reabsorção de aproximadamente 100% da glicose e 65% de água e sais, vitaminas, aminoácidos e ácidos graxos. Seguindo para a alça nefrídica, produtos como água (20%) e sais minerais (25%) são reabsorvidos nos ramos descendente e ascendente, respectivamente. No túbulo contorcido distal, substâncias como amônia, ácido úrico, K^+ e H^+ são secretados e, se necessário, por meio da ação hormonal, ocorre a reabsorção de água. Por fim, os ductos coletores secretam a urina formada nos néfrons. Vale lembrar que esses ductos também são capazes de reabsorver água e sais minerais por meio da ação hormonal, assim como os túbulos contorcidos distais.

Os processos de reabsorção e excreção das substâncias nos néfrons ocorrem mediante transporte pela membrana celular (como a osmose), transporte ativo primário e secundário, difusão simples e facilitada e pinocitose.

A Figura 2.13, a seguir, mostra de forma sucinta como algumas substâncias são reabsorvidas e eliminadas pelas paredes dos túbulos e ductos do néfron.

Figura 2.13 – Absorção no néfron

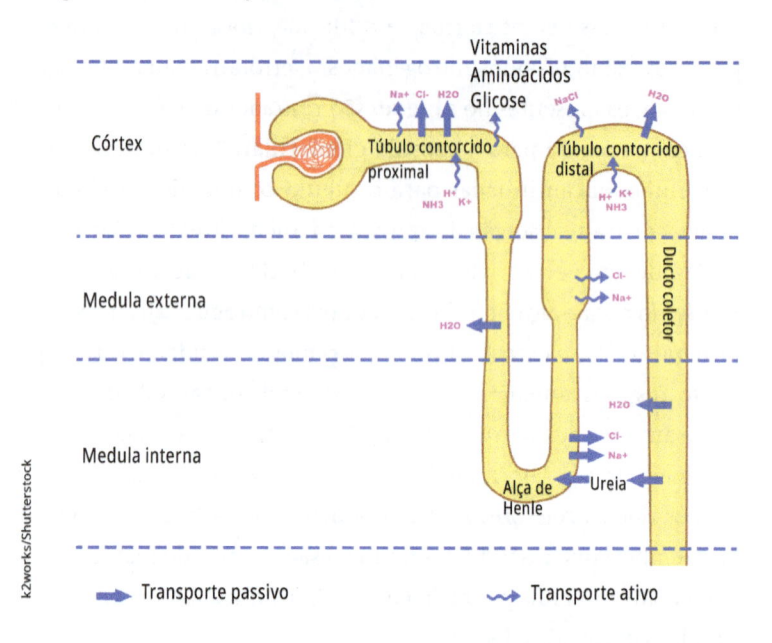

Córtex — Túbulo contorcido proximal — Vitaminas, Aminoácidos, Glicose — Túbulo contorcido distal
Na+, Cl-, H2O · NaCl · H2O
H+, K+, NH3 · H+, NH3

Medula externa — Cl-, Na+ — H2O — Ducto coletor

Medula interna — H2O — Cl-, Na+ — Alça de Henle — Ureia

→ Transporte passivo   ↝ Transporte ativo

k2works/Shutterstock

O mau funcionamento desse sistema pode acarretar algumas patologias importantes, como processos infecciosos que, se não tratados corretamente, podem desencadear uma pielonefrite. Outra situação bastante comum é o aparecimento de cálculos renais, normalmente relacionados à pré-disposição de acúmulo de sais minerais na pelve renal. Por fim, a falha na filtragem sanguínea pode ocasionar a insuficiência renal, fazendo-se necessária, nesse caso, a hemodiálise.

2.5 Sistema cardiorrespiratório

Na configuração anatômica do sistema cardiorrespiratório, os dois sistemas que dele fazem parte (sistemas respiratório e circulatório) estão intimamente ligados. Enquanto o primeiro é responsável por realizar as trocas gasosas, o segundo atua na distribuição dos gases desse processo, trazendo o gás carbônico recebido das células para o pulmão e levando o gás oxigênio para as células – processo conhecido como *pequena circulação*. Entretanto, o sistema circulatório realiza outras funções, como a distribuição de nutrientes, a retirada dos metabólitos e o encaminhamento destes para a "limpeza" nos rins.

A fisiologia desse sistema vai muito além desses processos. É preciso entender de que maneira se dão os mecanismos de controle de pressão, a mecânica respiratória, o sistema de condução cardíaco, entre outros que serão descritos a seguir.

2.5.1 Sistema circulatório

Como citado anteriormente, o sistema circulatório é responsável pela retirada e distribuição de inúmeras substâncias presentes no organismo. Para que isso aconteça, a ação do coração é de vital importância. O coração é uma bomba contrátil-propulsora que realiza a movimentação do fluido sanguíneo pelo sistema circulatório. É composto por uma rede de vasos que se conectam aos diferentes tipos de órgãos e tecidos do corpo.

Para que ocorra a movimentação do sangue, o coração realiza dois movimentos: a **sístole**, caracterizada pela contração das cavidades, e a **diástole**, responsável pelo relaxamento delas. Nesse sentido, é necessário compreender o estímulo nervoso realizado no músculo cardíaco.

2.5.1.1 Sistema de condução

O sistema de condução se inicia no átrio direito, onde se encontra o nodo sinoatrial, cuja função é receber os impulsos oriundos do nervo vago para o coração. O nodo sinoatrial funciona como um marca-passo, ritmando as contrações e os relaxamentos cardíacos. Em seguida, tais impulsos são distribuídos pelas cavidades atriais, que causam a contração. O impulso propaga-se até o nodo atrioventricular, onde o potencial de ação chega ao fascículo atrioventricular, conhecido também como *feixe de His*, localizado na parte superior do septo interventricular.

Por meio dos ramos do fascículo, presentes no septo interventricular, os impulsos são propagados para as fibras de Purkinje, as quais geram a contração dos ventrículos mediante a distribuição do potencial de ação para todas as células do miocárdio.

Na Figura 2.14, a seguir, observe as estruturas que compõem o sistema de nervos presentes no coração, as quais realizam a distribuição do potencial de ação para a contração.

Figura 2.14 – Nervos cardíacos

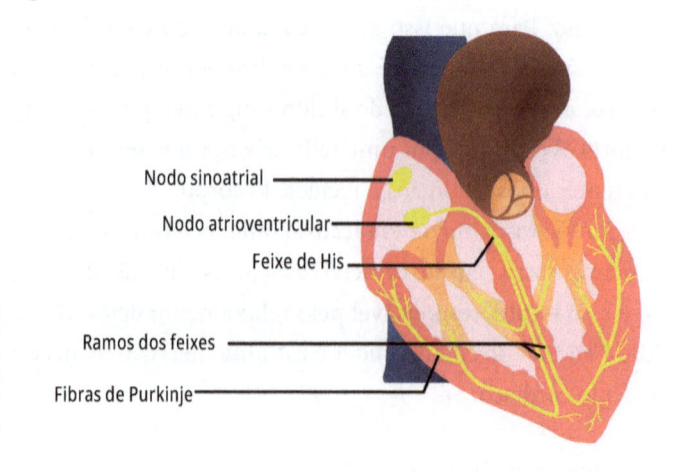

Sansanorth/Shutterstock

> **Curiosidade**
>
> A arritmia cardíaca ocorre quando existe uma falha no processo de condução dos impulsos transmitidos pelas fibras nervosas do coração. É caracterizada por frequência anormal, irregular, rápida (taquicardia) ou lenta (bradicardia).

2.5.1.2 Ondas do batimento cardíaco

De certa forma, o profissional que analisa um eletrocardiograma (ECG) busca alterações nas ondas produzidas pelo processo de polarização e despolarização dos impulsos elétricos que geram a sístole e a diástole cardíacas.

Esse sistema de ondas é conhecido por **sistema P QRS T**. A primeira onda gerada é denominada P, na qual ocorre a despolarização das fibras nervosas presentes nos átrios, gerando a contração. Assim como na onda P, na segunda onda, chamada de QRS, ocorre um processo de despolarização das fibras presentes no miocárdio e, por consequência, a contração dos ventrículos. Por fim, na última onda (onda T) se dá a repolarização ventricular, que gera o relaxamento do miocárdio.

Na Figura 2.15, a seguir, podemos ver, de acordo com as cores nas fibras cardíacas e sua representação no ECG, em que região está ocorrendo cada onda.

Figura 2.15 – Eletrocardiograma (ECG)

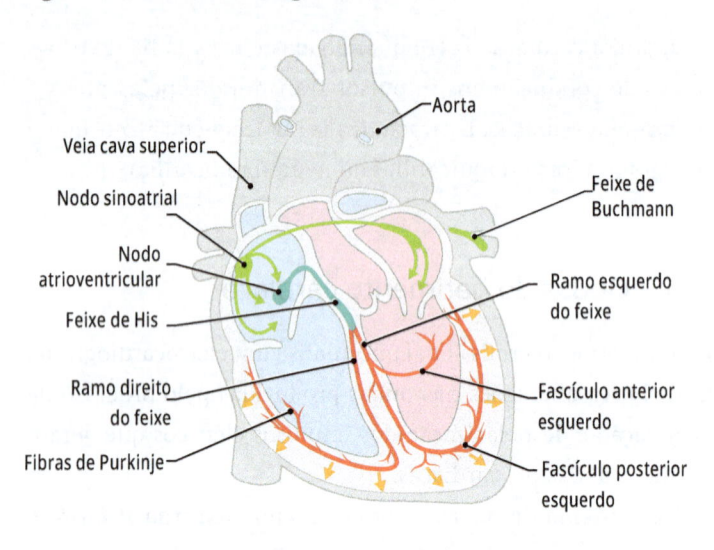

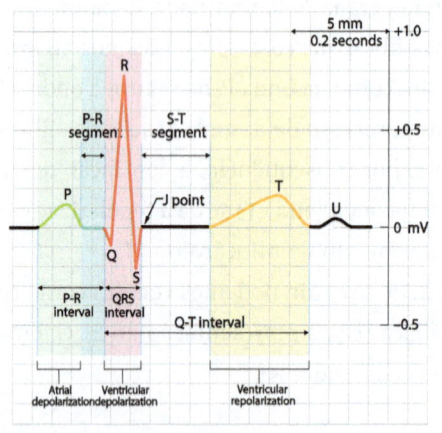

> **Curiosidade**
>
> Os sons cardíacos (ou bulha cardíaca) são gerados pelo fechamento das válvulas cardíacas. O primeiro, forte e longo, ocorre pelo fechamento das válvulas atrioventriculares, enquanto o segundo, leve e curto, acontece por conta do fechamento das válvulas semilunares.

Na sequência, as Figuras 2.16, 2.17 e 2.18 apresentam eletrocardiogramas com características diferentes. A primeira mostra uma condição normal do batimento cardíaco, a segunda denota bradicardia, e a terceira demonstra fibrilação arterial.

Figura 2.16 – ECG: normal

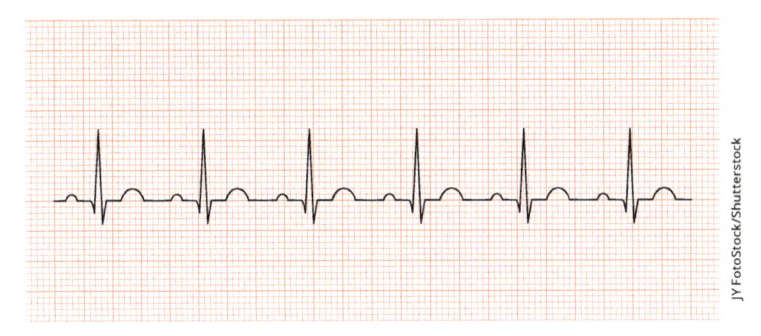

Figura 2.17 – ECG: bradicardia

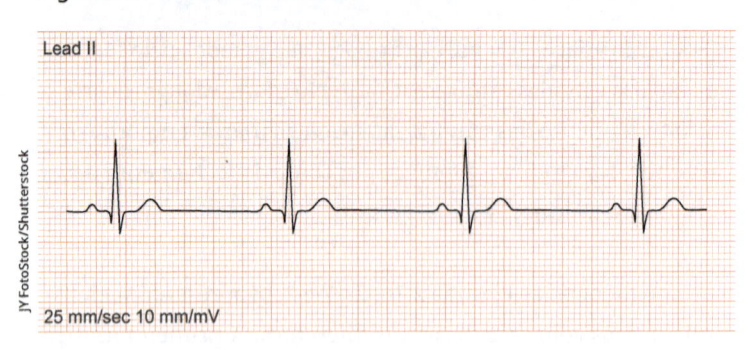

Figura 2.18 – ECG: fibrilação arterial

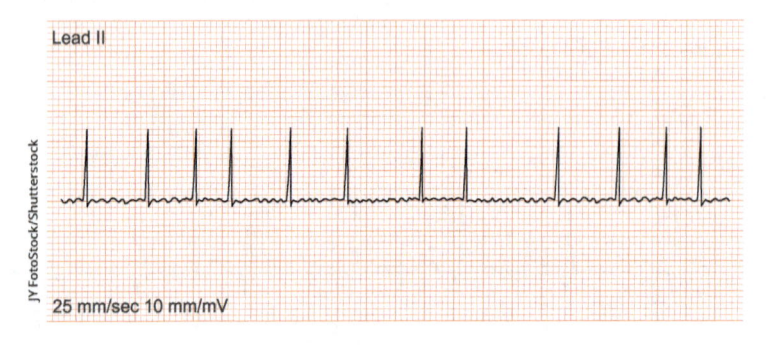

2.5.1.3 Regulação da pressão arterial

Os problemas relacionados ao controle da pressão arterial atualmente estão ligados aos principais fatores de mortalidade e morbidade associados ao sistema cardiovascular. A regulação da pressão arterial em níveis normais é importante para a homeostase do sistema, podendo haver falência orgânica caso isso não seja observado. O controle desse sistema ocorre por dois mecanismos diferentes: primeiro, por **ação neural** (denominada *curto prazo*), em que o sistema nervoso autônomo age diretamente nos vasos do coração; segundo, por **ação hormonal** (chamada de *longo prazo*), por meio do sistema renina-angiotensina-aldosterona.

O primeiro sistema de controle se dá pela ação de barorreceptores presentes na artéria carótida comum, os quais detectam o aumento da pressão gerada nos vasos e, com efeito, por intermédio do nervo glossofaríngeo, envia informações ao bulbo. Ao processar as informações, este encaminha impulsos ao nodo sinoatrial, que passa a regular a frequência cardíaca, reduzindo o batimento.

A Figura 2.19 ilustra a estrutura nervosa responsável pelo controle dos batimentos cardíacos e todas as estruturas envolvidas nesse processo.

Figura 2.19 – Estruturas do controle da frequência cardíaca mediada por barorreceptores

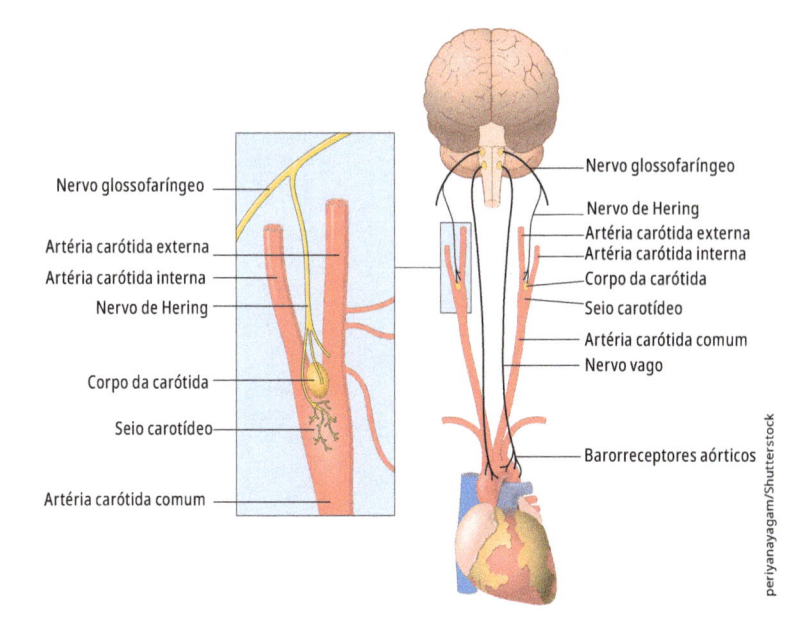

Fisiologia humana

O segundo sistema atua diretamente no controle da homeostase extracelular, por meio da regulação do sódio presente na corrente sanguínea, através do sistema enzimático hormonal renina-angiotensina-aldosterona (Figura 2.20). Tal sistema age no controle da hipotensão arterial, causando vasoconstrição, bem como retenção de sódio e de água.

O início da cascata se dá com a liberação da renina pelos rins na corrente sanguínea. A renina atua sobre o angiotensinogênio, proteína liberada pelo fígado, fragmentando-a e produzindo a angiotensina I, que sofre a ação de uma enzima de conversão, a ECA, liberada nos pulmões, em um processo que forma a angiotensina II. Esta age em dois pontos diferentes do organismo: primeiro, nos vasos, causando a vasoconstrição por meio da vasopressina liberada pela hipófise; segundo, na glândula suprarrenal, liberando a aldosterona, que causa a retenção de sódio nos rins. Dessa forma, o acréscimo de sódio causa a retenção de água, o que, consequentemente, faz aumentar o volume sanguíneo, elevando a pressão.

Figura 2.20 – Sistema renina-angiotensina-aldosterona

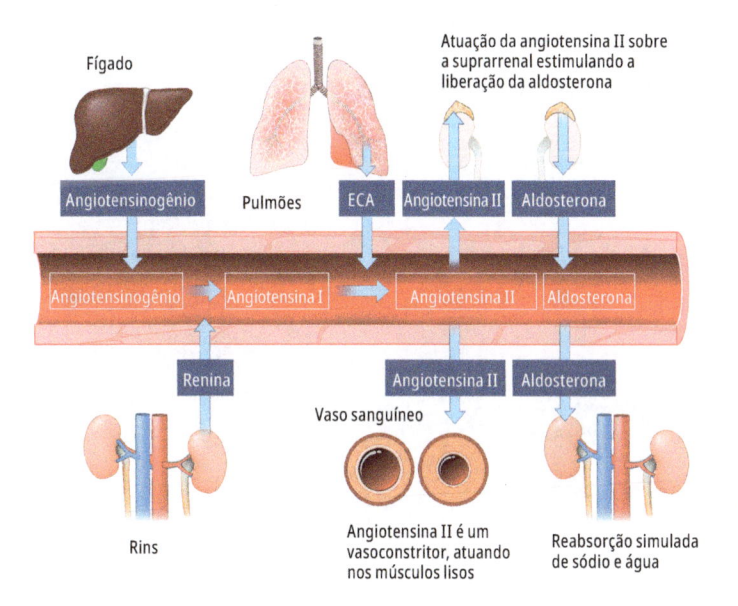

2.5.2 Sistema respiratório

As funções do sistema respiratório estão ligadas à troca gasosa. Precisamos entender de que maneira se dá o processo da mecânica ventilatória para que possamos compreender como o ar entra e sai dos pulmões.

A mecânica ventilatória (Figura 2.21) consiste no processo que permite a entrada (inspiração) e a saída do ar (expiração) dos pulmões. A inspiração se inicia pela contração dos músculos intercostais e do músculo diafragma, que geram pressão interna na cavidade torácica. Dessa forma, o ar é forçado a entrar pelas vias respiratórias, sendo encaminhado até os alvéolos pulmonares para a troca gasosa. Em contrapartida, o relaxamento da musculatura gera a expulsão do ar. Portanto, a respiração é um ato ativo na inspiração e passivo na expiração.

Figura 2.21 – Mecânica ventilatória

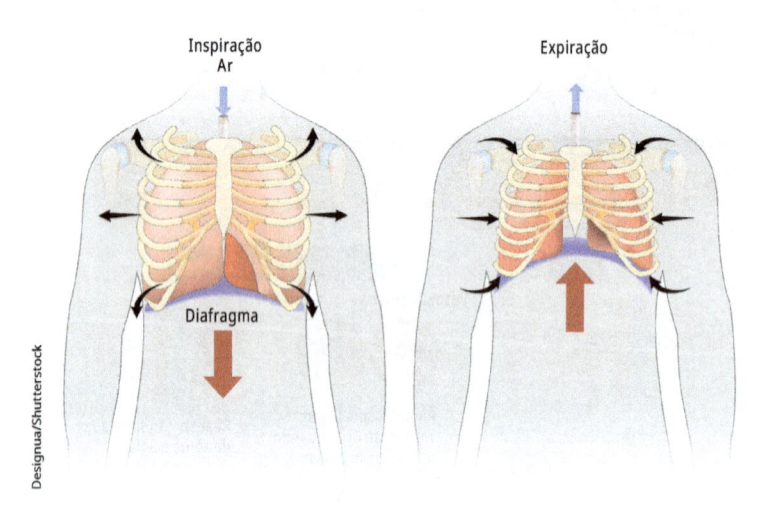

Substância surfactante

As substâncias surfactantes são produzidas pelos pneumatócitos e colaboram com a abertura dos alvéolos pulmonares, reduzindo a tensão superficial e umidificando-os. Assim, possibilitam a elasticidade pulmonar.

Síntese

Neste capítulo, vimos que todo o organismo humano está baseado na busca constante pela homeostase, ou seja, pelo equilíbrio físico-químico constante. Apesar de haver adversidades, o corpo humano mantém esse controle em todas as situações, sendo primordial o funcionamento correto e equilibrado de todos os sistemas.

Além disso, destacamos o funcionamento de diversos órgãos e sistemas do organismo. Com relação aos sistemas nervoso e endócrino, mostramos as diferentes ações que o corpo assume para controlar as funções orgânicas, bem como a atuação das glândulas sobre os diversos sistemas e o controle exercido, por meio dos hormônios, em resposta aos processos metabólicos.

Também elucidamos os processos de absorção de macronutrientes pelo sistema digestório, como proteínas, carboidratos e lipídeos, descrevendo o mecanismo de quebra desses elementos, bem como toda a reação anabólica e catabólica realizada com a transformação dos alimentos digeridos.

Ainda, explicamos que os alimentos produzem resíduos que podem ser tóxicos para o corpo e que, por essa razão, devem ser eliminados. Nesse processo contínuo de busca pela homeostase, os néfrons, presentes nos rins, promovem a "limpeza" do sangue, retirando todas as impurezas e equilibrando a quantidade ideal de substâncias.

Quanto às características fisiológicas do sistema circulatório, analisamos de que forma se dá a interação integral entre seus componentes. Para a manutenção e o controle da pressão arterial, é necessária a interação com os sistemas endócrino e urinário por meio do complexo enzimático hormonal renina-angiotensina-aldosterona, que também guarda relações com o sistema nervoso, controlando o aumento da pressão por meio dos barorreceptores.

Assim, concluímos que o controle fisiológico do organismo é dependente de diversos sistemas que interagem entre si realizando as funções necessárias para o melhor funcionamento e equilíbrio orgânico.

Questões para revisão

1. A musculatura ventricular direita apresenta fibras alongadas e finas em sua constituição. Tal característica resulta em uma câmara com capacidade de receber grande volume sanguíneo quando comparada com o ventrículo esquerdo. Quais são os três principais componentes que determinam a função do ventrículo direito?
   a) Contração da musculatura da crista supraventricular, septo interventricular, contração sequencial do ventrículo direito.
   b) Contração atrial, septo interatrial, contração sequencial do ventrículo esquerdo.
   c) Contração de musculatura lisa, septo interventricular, contração dos átrios.
   d) Contração do músculo estriado, septo interventricular, contração do átrio esquerdo e do ventrículo direito.
   e) Contração da musculatura da crista supraventricular, contração sequencial do ventrículo esquerdo, septo atrial.

2. Avalie a estrutura e a função do sistema circulatório e marque a alternativa correta:
   a) É sistêmica a circulação em que o sangue é bombeado para o organismo e depois retorna ao coração.
   b) As artérias são vasos sanguíneos com sangue arterial, enquanto as veias são vasos com sangue venoso.
   c) É no sistema nervoso central que se originam os impulsos da atividade cardíaca.
   d) Na sístole, o sangue preenche o coração; na diástole, o sangue é expulso.
   e) A veia coronária desemboca no átrio esquerdo.

3. Os barorreceptores são mecanorreceptores associados ao mecanismo de regulação da pressão arterial (PA). A esse respeito, analise as alternativas a seguir e marque a correta em relação à resistência periférica total (RPT):
   a) O aumento da PA estimula os barorreceptores a enviar sinais para inibir o centro vasoconstritor simpático, o que provoca uma vasodilatação arteriolar, diminuindo a RPT e a PA.
   b) O aumento da PA estimula os barorreceptores a enviar sinais para excitar o centro vasoconstritor simpático, o que provoca uma vasodilatação arteriolar, aumentando a RPT e diminuindo a PA.
   c) A diminuição da PA estimula os barorreceptores a enviar sinais para inibir o centro vasoconstritor simpático, produzindo uma vasodilatação arteriolar, aumentando a RPT e a PA.
   d) A diminuição da PA estimula os barorreceptores a enviar sinais para excitar o centro vasoconstritor simpático, produzindo vasodilatação arteriolar, diminuindo a RPT e a PA.
   e) O aumento da PA inibe os barorreceptores, que não enviam sinais para o centro vasoconstritor, e, consequentemente, ocorre aumento da RPT.

4. Os carboidratos são macromoléculas responsáveis por produzir energia para o organismo. Tendo isso em vista, explique o processo da digestão, descrevendo onde ele ocorre.

5. A mecânica ventilatória é um processo responsável pela entrada do ar nos pulmões. Descreva como ocorrem as etapas de inspiração e expiração.

Questões para reflexão

1. Os sistemas endócrino e nervoso trabalham no controle das funções orgânicas. O sistema nervoso é caracterizado por situações gerais, de controle das atividades de forma imediata. Já o sistema endócrino apresenta a característica de ser mais lento em relação ao nervoso, por atuar mediante hormônios. Assim, reflita sobre o modo como ambos os sistemas atuam na manutenção da homeostase.

2. Imagine que uma pessoa sofreu um acidente automobilístico e rompeu uma artéria importante no abdômen, apresentando um estado hipovolêmico. Como o corpo reagiria para controlar a pressão arterial nessa situação?

Capítulo 3
Epidemiologia e processos saúde-doença

Giane Favretto

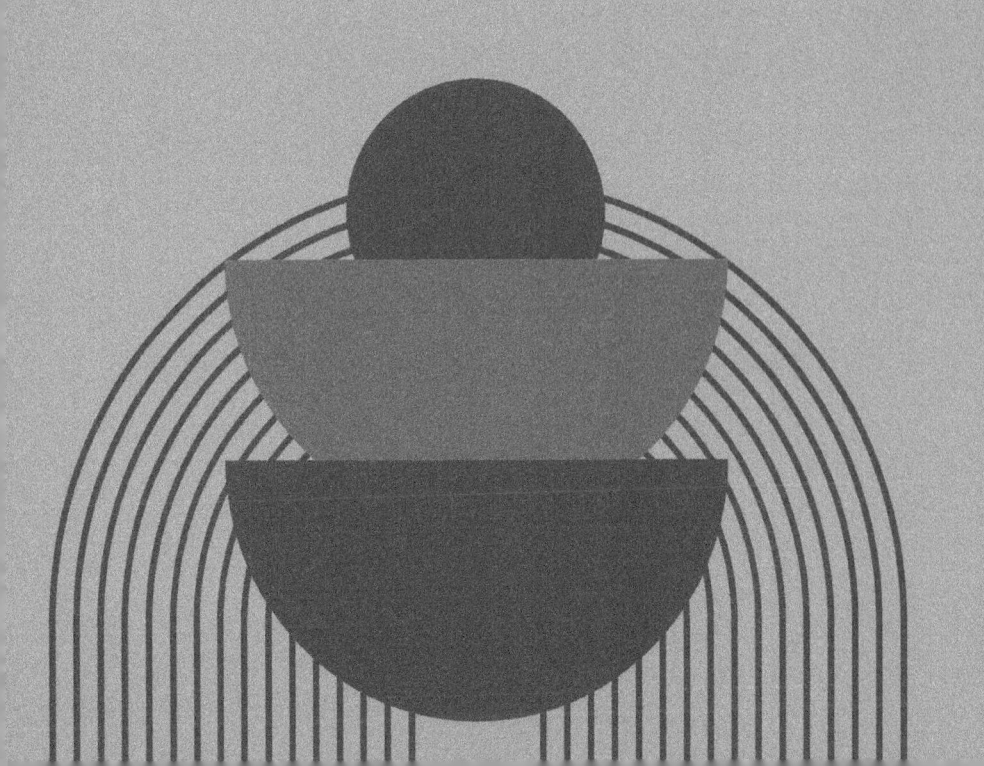

Conteúdos do capítulo

- Epidemiologia.
- Doenças epidemiológicas.
- Processo saúde-doença.
- Fatores determinantes no processo saúde-doença.
- Cuidados em saúde.

Após o estudo deste capítulo, você será capaz de:

1. contextualizar a importância da epidemiologia;
2. reconhecer os fatores associados ao processo saúde-doença;
3. identificar os cuidados em saúde;
4. relacionar o processo saúde-doença e a epidemiologia;
5. explicar o processo saúde-doença e as práticas integrativas e complementares em saúde (Pics).

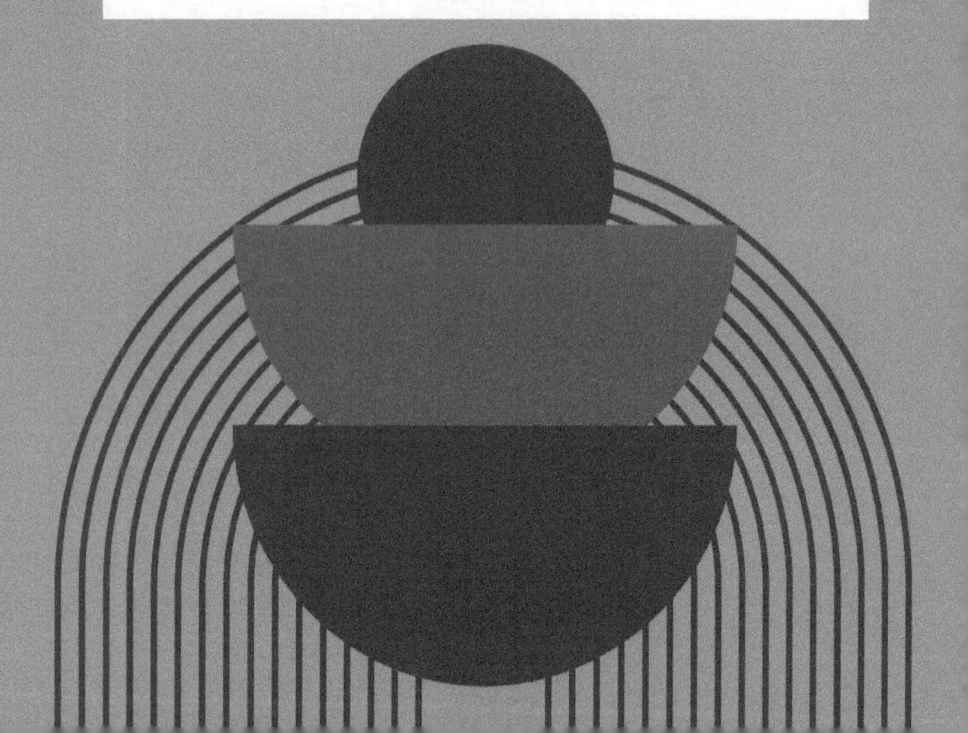

3.1 Epidemiologia

O estudo dos conceitos de epidemiologia e processo saúde-doença é um importante meio para identificar fatores de risco, bem como para caracterizar perfis de doenças que acometem a população. Levando-se em conta esses conceitos, é possível analisar as situações de saúde e conhecer a história natural e os espectros clínicos da doença. Além disso, o conhecimento dessas noções auxilia na produção de dados para a avaliação e a implementação de medidas preventivas, curativas e de controle.

A descrição da saúde da população fornece dados importantes para que a União, os estados e os municípios consigam definir estratégias de combate a doenças com base na análise do perfil epidemiológico das pessoas. Assim, as medidas podem ser implementadas com maior efetividade.

Diante do exposto, neste capítulo o objetivo será abordar os conceitos de epidemiologia e do processo saúde-doença. Para isso, vamos apresentar um pouco do histórico da epidemiologia, a importância da epidemiologia no âmbito da saúde e as principais doenças epidemiológicas. Na sequência, trataremos dos conceitos referentes ao processo de saúde-doença, identificando os fatores correlacionados com o estado de saúde e os determinantes para a doença. Por fim, analisaremos os cuidados na assistência primária à saúde.

3.1.1. O que é epidemiologia?

A palavra *epidemiologia* é derivada do grego, sendo formada pela junção entre o prefixo *epi-* (sobre) e os radicais *demo* (população) e *logos* (estudo). Portanto, o significado etimológico do termo *epidemiologia* é "estudo sobre a população". De forma simples, podemos afirmar que o objetivo principal da epidemiologia é investigar os processos de doença que acometem as pessoas. É importante salientar que o estudo epidemiológico difere do estudo clínico, que se concentra no mesmo processo, porém de forma individual. Na epidemiologia, o estudo se refere ao coletivo, buscando-se compreender a causalidade, os fatores que influenciam sua ocorrência e a distribuição das doenças ou agravos nos grupos populacionais.

Em um contexto mais amplo, a epidemiologia pode ser definida como o ramo da medicina que tem por finalidade analisar os diversos fatores que influenciam ou intervêm na propagação ou no processo de difusão de doenças. É também considerada a ciência que estuda a relação do processo saúde-doença em coletividades humanas, determinando a etiologia, a distribuição e a frequência da doença em determinadas áreas demográficas, além de identificar a história natural da doença e seu prognóstico. A epidemiologia é aplicada no estudo de doenças transmissíveis, causadas por agentes patogênicos (bactérias, vírus, protozoários, entre outros), assim como no estudo de doenças não transmissíveis, como é o caso de doenças cardiovasculares e da diabetes.

O campo da epidemiologia é fundamental para a compreensão do processo saúde-doença e sua relação com os grupos populacionais, o que está intimamente vinculado a características biológicas, socioculturais, econômicas e ambientais. Nesse panorama, os métodos epidemiológicos são essenciais para analisar a ocorrência de doenças e agravos, o que possibilita a orientação e a aplicação de ações efetivas de prevenção e controle pelos serviços de saúde. Para isso, o estudo dessa área requer conhecimentos de ciências da saúde e de bioestatística. É com base em dados epidemiológicos que medidas preventivas e de controle de doenças podem ser elaboradas e adotadas, a fim de promover a saúde coletiva.

3.1.2 Fatores determinantes e condicionantes na epidemiologia

O princípio das doenças e os fatores relacionados ao processo saúde-doença não surgem aleatoriamente nas populações. Há doenças que acometem mais determinados grupos populacionais do que outros. Isso se deve ao fato de que os fatores que influenciam o processo saúde-doença são distribuídos de forma não uniforme na população. Por exemplo, características genéticas de cada população podem ser consideradas de risco ou protetivas para certas doenças, influenciando sua ocorrência e distribuição. Por isso, os estudos epidemiológicos buscam compreender e determinar quais grupos são mais propensos a desenvolver determinada doença e quais apresentam maior risco de atingir estágios mais graves ou, até mesmo, de morte.

De forma geral, há uma ampla variedade de fatores que influenciam as doenças, os quais incluem características biológicas relacionadas ao indivíduo ou ao agente patogênico – no caso de doenças infecciosas –, fatores socioculturais, econômicos e ambientais (Quadro 3.1). Basicamente, a ocorrência das doenças ou agravos está ligada a fatores determinantes, os quais de fato implicam sua ocorrência, bem como a fatores condicionantes, que estabelecem condições para que uma doença ocorra. As interações de ambos os fatores podem contribuir para o desenvolvimento de uma ampla gama de problemas de saúde. Desse modo, torna-se essencial compreender as doenças e os fatores que influenciam sua ocorrência, com o objetivo de estabelecer e adotar medidas de controle e vigilância epidemiológica.

Quadro 3.1 – Fatores determinantes e condicionantes que influenciam a ocorrência de doenças ou agravos nos grupos populacionais

Fatores	Exemplos
Biológicos	Características genéticas (mutações, genótipos), características genéticas de agentes infecciosos, modo de transmissão.
Socioculturais	Hábitos alimentares, falta de higiene, comportamento de risco.
Econômicos	Pobreza extrema, más condições de higiene, falta de saneamento básico, ausência de água tratada e de coleta de lixo, condições precárias de habitação, alimentação precária, fome, falta de acesso aos serviços de saúde.
Ambientais	Exposição a agentes físicos e químicos nocivos, poluição atmosférica, poluição aquática, perturbações ecológicas, desastres ambientais, situação geográfica, clima, pluviosidade, temperatura, umidade.

Os **fatores biológicos** estão relacionados aos aspectos biológicos dos grupos populacionais e os tornam mais suscetíveis ao acometimento por determinada doença. Podemos mencionar, por exemplo, que marcadores genéticos podem indicar a predisposição a uma doença específica. É o caso dos marcadores nos genes BRCA1 e BRCA2, associados ao desenvolvimento do câncer de mama. Além dos fatores genéticos, podemos citar os fatores epigenéticos, tais como microRNAs, metilação do DNA e modificação de histonas, que têm a capacidade de regular a expressão de genes. Tendo isso em vista, a área da epidemiologia molecular se dedica ao estudo da base molecular relacionada às doenças, por meio do qual são analisados genes específicos e vias moleculares que desempenham um papel de risco na ocorrência e no desenvolvimento de doenças. A epidemiologia molecular também é aplicada ao estudo dos aspectos biológicos dos agentes infecciosos, analisando dados que relacionam genótipos e a ocorrência e gravidade das doenças, além de monitorar espécies, subespécies e variantes patogênicas.

Os **fatores socioculturais** são variáveis de natureza social e cultural que exercem influência sobre o comportamento dos grupos populacionais e também podem estar vinculados à ocorrência de doenças. Assim, hábitos alimentares como consumir alimentos crus, bem como falta de higiene e comportamentos de risco, podem ocasionar o surgimento de doenças. Um exemplo é que a falta de higiene bucal pode levar ao desenvolvimento de cáries.

Por sua vez, os **fatores econômicos** também influenciam a ocorrência de doenças, pois estão ligados às condições de vida dos grupos populacionais, tornando-os mais ou menos suscetíveis. A esse respeito, grupos sociais economicamente menos privilegiados têm dificuldade de acesso a melhores condições de moradia, água tratada e saneamento básico. A falta de saneamento, por exemplo, aumenta a ocorrência de doenças infectoparasitárias, como cólera, disenterias bacterianas, giardíase e febre tifoide. As faixas mais pobres da população também são mais propensas a ter maior taxa de mortalidade infantil. O próprio acesso aos serviços de saúde pode ser limitante nas regiões mais pobres, o que gera implicações na saúde coletiva das comunidades dessas regiões.

Por fim, os **fatores ambientais** incluem os aspectos provenientes do meio em que a população está inserida, considerando-se quando este é propenso à ocorrência de uma doença. Com isso, a epidemiologia procura estudar os mecanismos que relacionam a presença de agravos à saúde com o ambiente. Nesse contexto, grupos populacionais podem apresentar maior risco com a exposição a agentes físicos e químicos nocivos, bem como aos variados tipos de poluição. É o caso da poluição atmosférica, que está associada à ocorrência de doenças respiratórias crônicas.

As doenças transmitidas via vetores dizem respeito à presença e à capacidade de proliferação e de desenvolvimento dos vetores biológicos, os quais, por sua vez, dependem de fatores ambientais,

tais como localização geográfica, clima, pluviosidade, temperatura e umidade. O *Aedes aegypti*, por exemplo, prolifera-se principalmente em regiões de clima tropical e subtropical e utiliza-se de água parada para sua reprodução. É um vetor para diversas doenças, como dengue e febre amarela urbana. As perturbações ecológicas e os desastres ambientais também podem levar ao surgimento de surtos de doenças. Por isso, é fundamental considerar o ambiente em que a população está inserida.

3.1.3 Epidemiologia: medidas de prevenção e controle de doenças

O estudo de epidemiologia é importante para a elaboração e a implementação de medidas de prevenção, controle e erradicação de doenças pelos gestores de saúde . Nessa perspectiva, a **prevenção** se refere à adoção de medidas de profilaxia, as quais evitam que indivíduos sem doenças sejam acometidos por alguma delas; já o **controle** compreende a redução da incidência da doença; por fim, a **erradicação** corresponde à eliminação da doença, ou seja, quando não se observam mais casos mesmo com a ausência de medidas preventivas. Um exemplo de erradicação é a varíola, doença altamente contagiosa causada pelo vírus *Orthopoxvirus variolae*. Após extensos programas de vacinação contra a varíola na população, o último caso notificado no mundo foi em 1977, sendo que a Organização Mundial da Saúde (OMS) atestou a erradicação da doença em 1980.

Os princípios e métodos da epidemiologia são fundamentais no estudo e controle de situações de risco ou de alertas epidemiológicos, fornecendo evidências qualitativas e quantitativas. Portanto, se levarmos em consideração a definição da epidemiologia, fica evidente a necessidade da realizar estudos epidemiológicos em populações ou, ainda, em amostras representativas, a fim de que os achados contribuam para o conhecimento da saúde e das evidências que levam ao estado de doença na população que receberá o tratamento. De acordo com as características epidemiológicas da doença, diversas medidas de prevenção e controle podem ser adotadas nos âmbitos coletivo e individual, tais como imunizações, combate à proliferação de vetores, melhora do saneamento básico, acesso à água tratada e a moradias adequadas.

Com base nos dados epidemiológicos, pode-se desenvolver ações e políticas de saúde efetivas e dedicadas aos grupos populacionais mais suscetíveis ao desenvolvimento de determinada doença ou agravo. Além disso, os estudos epidemiológicos podem auxiliar em ações de educação em saúde, no intento de promover a saúde coletiva. Dessa forma, tais estudos são essenciais para que medidas terapêuticas, de promoção à saúde e de prevenção e controle de doenças sejam aplicadas de maneira efetiva, minimizando-se danos que possam afetar a saúde coletiva (Figura 3.1).

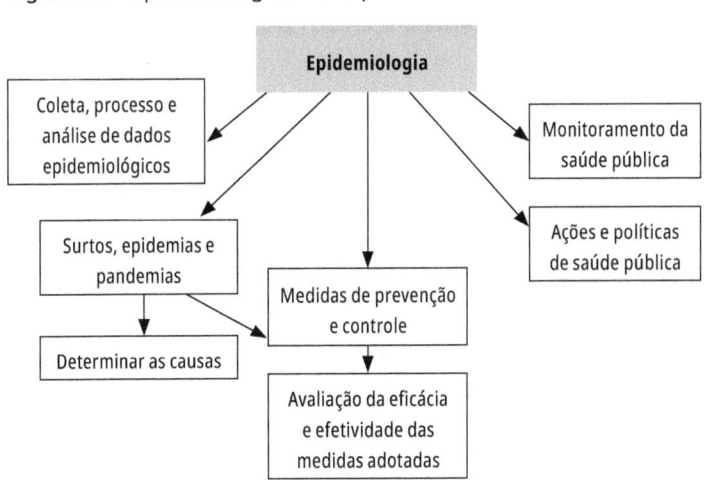

Figura 3.1 – Epidemiologia e seus processos

A vigilância epidemiológica tem um papel importante na identificação, na prevenção e no controle de doenças e agravos. No Brasil, ela é executada pelos órgãos de saúde. De acordo com a Lei n. 8.080, de 19 de setembro de 1990, a vigilância epidemiológica é definida como

> um conjunto de ações que proporcionam o conhecimento, a detecção ou prevenção de qualquer mudança nos fatores determinantes e condicionantes de saúde individual ou coletiva, com a finalidade de recomendar e adotar as medidas de prevenção e controle das doenças ou agravos. (Brasil, 1990)

Dessa forma, os órgãos de vigilância epidemiológica realizam a coleta, o processamento, a análise e a interpretação dos dados epidemiológicos sobre doenças e agravos, orientam os profissionais da saúde, propõem recomendações de medidas de prevenção e controle, avaliam a eficácia e a efetividade das medidas adotadas, promovem ações e políticas de saúde, auxiliam no monitoramento da saúde pública, realizam a detecção de surtos e epidemias e fazem a divulgação de informações pertinentes.

A vigilância epidemiológica conta com uma lista de doenças, agravos e eventos de saúde pública de notificação compulsória, por meio da qual os profissionais da saúde dos serviços públicos e privados comunicam às autoridades sanitárias a identificação de casos suspeitos ou confirmados. Tal lista é composta por doenças de maior relevância sanitária para o país, entre as quais podemos citar: covid-19, sarampo, tétano, tuberculose, difteria, hepatites virais, esquistossomose, hanseníase, leishmaniose tegumentar americana e visceral, febre amarela, dengue, febre Chikungunya, doença causada pelo vírus Zika, doença de Chagas, poliomielite, botulismo, doença meningocócica e outras meningites e infecção pelo vírus da imunodeficiência humana (HIV) ou síndrome da imunodeficiência adquirida. Nessa ótica, os dados epidemiológicos são utilizados para orientar as ações e políticas para a prevenção e o controle dessas enfermidades.

3.1.4 Epidemiologia: medidas e abordagem de estudo

No estudo epidemiológico, a aplicação de medidas e de abordagens de estudo é importante para a avaliação dos dados epidemiológicos, os quais se revelam como fundamentais para o planejamento de serviços e de políticas de saúde pública. As medidas mais comuns de ocorrência de uma doença são a incidência e a prevalência.

A **taxa de incidência** é calculada por meio da razão do número de novos casos da doença em um período determinado de tempo pelo número da população total de risco. Essa medida é relevante para a avaliação do risco de a doença afetar novos indivíduos, demonstrando o número de indivíduos que vieram a adoecer no período avaliado.

Já a **taxa de prevalência** consiste no cálculo da razão do número de casos existentes (incluindo casos novos e os que já existiam antes) em determinado período de tempo pelo total da população em risco. A prevalência, portanto, indica o total de indivíduos afetados pela doença em dado momento. Um aumento da prevalência pode estar relacionado ao maior número de novos casos, à maior duração da doença, à sobrevida do paciente mesmo sem a cura completa e à melhora no diagnóstico. Por outro lado, uma redução na prevalência pode ocorrer em razão da diminuição da ocorrência de novos casos, da menor duração da doença, da maior letalidade e do aumento da taxa de cura da doença.

Taxas de incidência e prevalência[1]

$$\text{Incidência} = \frac{\text{Número de casos novos em determinado período de tempo}}{\text{População total de risco}} \times \text{constante}$$

$$\text{Prevalência} = \frac{\text{Número de casos existentes em determinado período de tempo}}{\text{População total de risco}} \times \text{constante}$$

O risco de morte também pode ser avaliado por meio de medidas utilizadas no estudo epidemiológico. A **taxa de letalidade** corresponde à razão do número de óbitos decorrentes de uma doença pelo total de indivíduos acometidos por ela em determinado período e área. Esse dado fornece informações a respeito do risco de morte que a doença proporciona aos enfermos. Por sua vez, o **coeficiente de mortalidade geral** (CMG) considera o total de óbitos em determinado período e população sem levar em conta as causas, o sexo ou a idade. Tal medida auxilia na avaliação do risco de morte em determinada região, mas pode ter a influência da faixa etária da população – dado que deve ser considerado na interpretação. A mortalidade pode ser calculada de forma mais específica, considerando-se o sexo, a faixa etária e os grupos populacionais. Por exemplo, o **coeficiente de mortalidade infantil** avalia as mortes de crianças menores de 1 ano em relação à população de nascidos vivos de determinado local e período, o que possibilita a análise do risco de um nascido vivo morrer durante seu primeiro ano de vida.

---

1 A constante geralmente é uma potência com base 10 (10^n), que é utilizada para facilitar a interpretação dos dados.

Taxa de letalidade, coeficiente de mortalidade geral e coeficiente de mortalidade infantil[2]

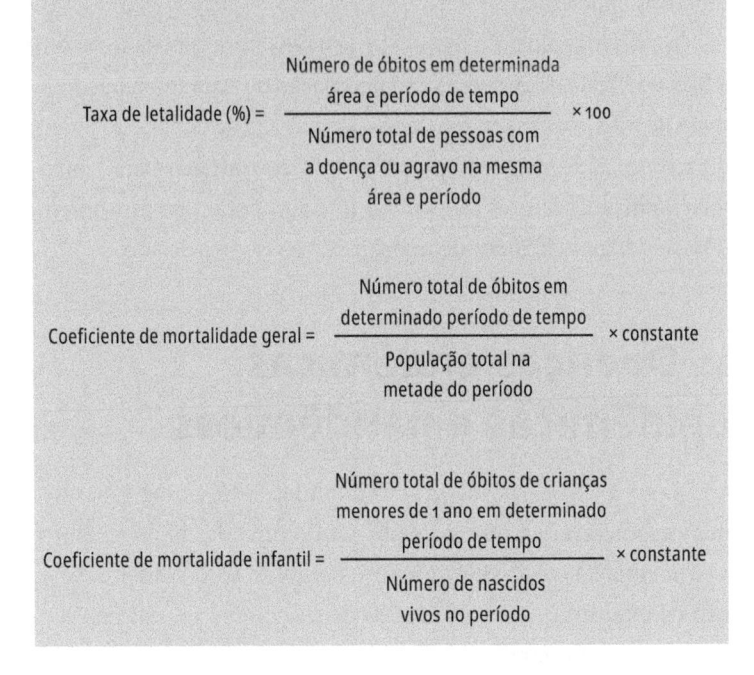

$$\text{Taxa de letalidade (\%)} = \frac{\text{Número de óbitos em determinada área e período de tempo}}{\text{Número total de pessoas com a doença ou agravo na mesma área e período}} \times 100$$

$$\text{Coeficiente de mortalidade geral} = \frac{\text{Número total de óbitos em determinado período de tempo}}{\text{População total na metade do período}} \times \text{constante}$$

$$\text{Coeficiente de mortalidade infantil} = \frac{\text{Número total de óbitos de crianças menores de 1 ano em determinado período de tempo}}{\text{Número de nascidos vivos no período}} \times \text{constante}$$

Os estudos epidemiológicos são importantes para conhecer uma doença ou agravo, mas é fundamental que os dados coletados sejam interpretados corretamente. Nesse sentido, a epidemiologia procura determinar quais grupos são propensos a determinada doença, quando esta tem maior probabilidade de ocorrer e quais são suas tendências no transcorrer do tempo, quais são os fatores que influenciam a doença, qual é o aumento do risco vinculado à exposição a esses fatores e quantos casos da doença

---

2 A constante geralmente é uma potência com base 10 (10^n), que é utilizada para facilitar a interpretação dos dados.

poderiam ser evitados se a exposição fosse eliminada. Assim, basicamente, a abordagem epidemiológica pode ser dividida em estudos descritivos e analíticos, de acordo com os objetivos e métodos aplicados.

Os estudos epidemiológicos **descritivos** fornecem dados sobre a ocorrência da doença em uma população ou em seus subgrupos, além de informar as tendências da frequência da doença ao longo do tempo. Já os estudos epidemiológicos **analíticos** têm como foco identificar fatores específicos que aumentam ou diminuem o risco de doença, além de quantificar o risco associado.

3.2 Doenças endêmicas, epidêmicas e pandêmicas

Ao longo da história, diversas endemias, epidemias e pandemias acometeram a humanidade, sendo uma das mais recentes a pandemia da covid-19, que afetou o mundo todo. Na sequência, vamos examinar os conceitos de surto, endemia, epidemia e pandemia, bem como analisar doenças que são relevantes no panorama de saúde pública no Brasil.

3.2.1 Conceitos de endemia, epidemia e pandemia

A epidemiologia tem um papel fundamental na pesquisa e no controle de doenças que podem apresentar caráter endêmico, epidêmico e pandêmico. Para tanto, a identificação da ocorrência de novos casos de doenças ou agravos, a rápida resposta a estes e a adoção de medidas de prevenção e de controle efetivas são fundamentais para minimizar os danos. Uma doença pode levar ao surgimento de surtos, endemias, epidemias ou pandemias, de acordo com os dados referentes ao número de casos, à distribuição geográfica e ao período de ocorrência. Nesse contexto, a investigação epidemiológica de campo é importante para a detecção precoce de surtos e a notificação aos serviços de saúde.

Por definição, o **surto** de uma doença ou agravo corresponde ao aumento do número de casos de uma doença em uma região limitada. As **doenças endêmicas** ocorrem de forma contínua em uma região geográfica determinada. Já no caso de **doenças epidêmicas**, há o aumento de casos em uma região ampla, podendo atingir vários municípios e estados. Por fim, as **doenças pandêmicas** têm disseminação mundial, afetando vários países e continentes (Quadro 3.2).

Um exemplo recente de pandemia está vinculado à covid-19, doença infecciosa causada pelo vírus SARS-CoV-2 que foi caracterizada como pandêmica pela OMS no dia 11 de março de 2020.

Quadro 3.2 – Conceitos de surto, endemia, epidemia e pandemia

Conceito	Definição
Surto	Aumento no número de casos em uma região localizada.
Endemia	Casos contínuos em uma região geográfica determinada.
Epidemia	Aumento no número de casos em uma região geográfica ampla.
Pandemia	Aumento no número de casos em diversos países e continentes.

A seguir, vamos analisar exemplos de doenças endêmicas, epidêmicas e pandêmicas relevantes para o Brasil.

3.2.2 Dengue

A dengue é uma doença de transmissão vetorial causada pelo vírus da dengue, que faz parte do gênero *Flavivirus*, o qual pertence à família Flaviviridae. Em circulação no Brasil, podem ser encontradas quatro sorotipos do agente etiológico: DENV1, DENV2, DENV3 e DENV4. O principal vetor da dengue é a fêmea do mosquito *Aedes aegypti*, com transmissão via picada do mosquito contaminado pelo vírus. A doença pode ter manifestação clássica ou a manifestação mais grave, a febre hemorrágica da dengue (FHD). Na dengue clássica, o paciente apresenta principalmente febre alta, cefaleia, náuseas, vômitos, fadiga e dor nas articulações; entretanto, vale ressaltar que a manifestação clínica pode ser variável. Já na FHD, além dos sintomas da dengue clássica, o paciente evolui para quadros clínicos de hemorragia, instabilidade hemodinâmica e choque. Nos casos graves, a dengue pode levar a óbito.

No Brasil, a primeira detecção documentada da dengue ocorreu no início da década de 1980, em Boa Vista, Roraima, causada pelos vírus DENV1 e DENV4. Alguns anos depois, em 1986, houve a primeira epidemia de dengue, com o agente etiológico DENV1, afetando principalmente os estados do Rio de Janeiro, do Ceará, de Pernambuco e de Alagoas. Nos primeiros anos década de 1990, houve uma segunda onda epidêmica, com o agente etiológico DENV2, e, em 1998, uma terceira onda, com a transmissão de DENV1 e DENV2. Já nos anos 2000, observou-se a introdução do DENV3 e, posteriormente, do DENV4. Nessa década, ainda ocorreram a quarta e a quinta ondas epidêmicas da doença. De forma geral, atualmente a dengue apresenta ciclos endêmicos e epidêmicos, afetando diversos estados brasileiros.

Uma das principais medidas na prevenção e no controle da dengue é a diminuição da proliferação do vetor. O *Aedes aegypti* deposita seus ovos em água parada, especialmente nos períodos de verão, quando a temperatura está mais quente. Por essa razão, medidas para eliminar possíveis criadouros do mosquito devem ser adotadas, tais como acabar com a água parada em pneus velhos, tampas de refrigerantes, latas, embalagens, latões e cisternas, colocar areia nos pratos dos vasos de plantas e fechar caixas d'água. Além da dengue, o *Aedes aegypti* também é vetor para o vírus da Zika, da Chikungunya e da febre amarela.

3.2.3 Febre amarela

A febre amarela é uma doença viral transmitida por vetores. O vírus dessa enfermidade pertence ao gênero *Flavivirus* e é endêmico das regiões tropicais das Américas Central e do Sul e, também, da África. No ciclo silvestre, o principal vetor é o mosquito *Haemagogus*; no ciclo urbano, o *Aedes aegypti* se destaca. Além dos seres humanos, outros vertebrados, como os macacos, podem ser infectados por esse vírus. A manifestação mais grave da infecção por febre amarela atinge cerca de 15% dos infectados. Nesses casos, os sintomas se intensificam após uma aparente melhora, sendo acompanhados de complicações hemorrágicas e de um severo comprometimento renal e hepático, podendo levar à morte.

As epidemias de febre amarela estão relacionadas às áreas povoadas nas quais a doença foi introduzida por indivíduos infectados. Os últimos casos de transmissão em ciclo urbano no Brasil ocorreram em 1942. Contudo, a doença é considerada endêmica, ou seja, está sob vigilância epidemiológica. A vigilância também se estende às epizootias em primatas não humanos, principalmente de macacos. Os dados relacionados a essa doença são importantes para a identificação precoce da circulação do vírus da febre amarela nas regiões de risco. As medidas de prevenção e controle incluem o controle da disseminação dos vetores, a atenção às epizootias em primatas não humanos e a vacinação da população em áreas de risco. Também se indica, para aqueles que vão viajar para áreas de risco, que sejam vacinados contra a febre amarela.

3.2.4 Malária

A malária é uma doença causada pelo parasita do gênero *Plasmodium*. Existem três espécies que infectam com essa doença os seres humanos: *Plasmodium falciparum*, *Plasmodium vivax* e *Plasmodium malariae*. O agente patogênico é transmitido ao homem pela picada de mosquitos infectados do gênero *Anopheles*. Os sintomas da malária incluem febre alta, calafrios, sudorese e cefaleia. Nos casos graves, especialmente nas infecções pelo *Plasmodium falciparum*, pode ocorrer a malária cerebral, em que o paciente pode apresentar rigidez na nuca, desorientações, vômitos, convulsões e, até mesmo, entrar em coma, com alto risco de morte.

No Brasil, a malária ocorre principalmente na Região Amazônica, considerada endêmica para a doença. Além disso, a sazonalidade da malária varia conforme os estados da região, em virtude das características de temperatura, pluviosidade e nível da água, que influenciam a proliferação e a distribuição dos vetores. Sua ocorrência também pode estar vinculada à pobreza e à ocupação desordenada. As medidas de prevenção dessa doença se baseiam no controle da disseminação dos vetores, incluindo a limpeza das margens dos criadouros e a elaboração de obras de saneamento para eliminar criadouros do vetor. Já no âmbito individual, pode-se utilizar mosquiteiros, repelentes e telas em portas e janelas.

3.2.5 Pandemia da gripe H1N1

Durante os anos de 2009 e 2010, ocorreu a pandemia da gripe H1N1, também conhecida como *gripe suína*. Essa pandemia foi causada por um novo subtipo do vírus *influenza* A – o vírus *influenza* A(H1N1)pdm09. Os primeiros casos dessa gripe surgiram no México, entre fevereiro e março de 2009, e em poucos meses a doença se espalhou rapidamente para mais de 70 países nos cinco continentes. Em junho de 2009, a OMS atestou a gripe H1N1 como pandêmica, e apenas em agosto de 2010 foi declarado que a doença entrou na fase pós-pandêmica.

A gripe H1N1 é transmitida principalmente pelas vias respiratórias e apresenta sintomas semelhantes aos da gripe comum, como tosse, febre e mal-estar. Nos casos graves, porém, pode causar a síndrome respiratória aguda grave (SRAG) e levar a óbito. Estima-se que, durante a pandemia, no mundo, entre 150 mil e 500 mil pessoas morreram em decorrência da infecção pelo vírus *influenza* A/H1N1 (CDC, 2022). Na época, as medidas adotadas para o controle da pandemia compreendiam distanciamento social, uso de álcool em gel, ambientes ventilados, isolamento dos casos suspeitos e vacinação da população.

3.2.6 Pandemia de covid-19

A covid-19 (*Coronavirus disease*) é uma doença causada pelo vírus SARS-CoV-2, que pertence à família Coronaviridae e ao gênero *Betacoronavirus*. A primeira detecção da doença ocorreu na província de Wuhan, na China, em dezembro de 2019, causando uma epidemia local, e em poucos meses se espalhou rapidamente por todos os continentes. Em março de 2020, a covid-19 foi certificada como pandêmica e, até o momento da publicação deste livro, não se encerrou. A doença foi responsável por 243 milhões de casos e 5 milhões de mortes em todo o mundo até o mês de outubro de 2021. Nesse período, foram detectados 21 milhões de casos e 600 mil mortes por covid-19 só no Brasil (Johns Hopkins University and Medicine, 2022).

A transmissão da doença ocorre principalmente por via respiratória. Milhares de partículas virais podem ser encontradas em aerossóis e em gotículas expelidas por pacientes com a doença. Suas manifestações clínicas podem ser variadas: há indivíduos assintomáticos, mas quem apresenta sintomas pode sentir febre, tosse, fadiga, falta de ar e perda de paladar ou olfato. Nos casos mais graves, pode haver pneumonia, choque, sepse e disfunção orgânica.

No decorrer da pandemia de covid-19, identificou-se o surgimento de diversas variantes decorrentes de alterações genéticas, entre as quais algumas foram consideradas preocupantes, pois podem apresentar maior capacidade de transmissão. É o caso das variantes alfa (B.1.1.7), beta (B.1.351), delta (B.1.617.2) e gama (P.1). A variante alfa, por exemplo, surgiu no Reino Unido e tornou-se a dominante no país em um curto intervalo de tempo.

Já a variante beta foi detectada primeiramente na África do Sul. A delta surgiu na Índia, e a gama, no Brasil, especificamente na cidade de Manaus. O estudo das variantes é importante para compreender se há maior transmissibilidade, relação com uma maior severidade da doença, bem como maior risco de internação hospitalar e/ou evasão imunológica, incluindo a proteção imunológica proveniente das vacinas.

O diagnóstico rápido e preciso, bem como o isolamento de casos suspeitos e confirmados para covid-19, é importante para o controle da doença. O uso de máscara e o distanciamento social também são medidas adotadas para a redução do contágio e a prevenção da transmissão do SARS-CoV-2. Mais recentemente, a vacinação da população contra a covid-19 se demonstrou eficiente no controle da doença.

3.3 Processo saúde-doença

Com o passar dos anos, muitos foram os conceitos estabelecidos acerca do processo saúde-doença. Tais conceitos têm sido modificados e compreendidos de acordo com as diversas formas culturais e existenciais da população global. Esse entendimento varia conforme a organização, a cultura de cada lugar e o tempo histórico em que os sujeitos estão inseridos. Esses conceitos dependem da compreensão do ser humano como um todo e de sua relação com o ambiente.

A globalização e a complexidade da vida contemporânea trouxeram mudanças no cotidiano da sociedade, bem como novos padrões de comportamento e novos hábitos. Juntamente com o êxodo e as transições demográficas, essa configuração alterou significativamente a qualidade de vida da polulação. Por essa razão, novos padrões no perfil de doenças e agravos à saúde foram identificados.

O processo saúde-doença acontece em diferentes níveis, desde o menor nível, como o celular, até o maior, que é o social. Envolve questões globais, como o desenvolvimento, além de aspectos climáticos e de elementos que alteraram o padrão de vida da sociedade como um todo. Nessa ótica, tais níveis não surgem de forma independente, uma vez que guardam uma relação íntima entre si. Como exemplo, podemos citar o modo de vida capitalista, que consegue influenciar diretamente as alterações climáticas (estamos nos referindo ao aquecimento global). Nesse panorama, a doença pode ser entendida de diversas formas, o que vai depender de quem a olha e interpreta. Ela pode ocorrer mediante uma desordem ou alteração celular ou, até mesmo, um problema considerado de saúde pública. Para entender melhor o processo de saúde-doença, vamos abordar os conceitos de saúde e doença.

3.3.1 Conceitos de saúde e doença

A doença não pode ser entendida apenas como causadora de alterações fisiológicas no organismo. Ela é considerada como uma mudança no estado de saúde do indivíduo, em que se pode observar sinais referentes a uma enfermidade ou moléstia. Porém, o estado de doença acaba sendo determinado por aspectos como dor, sofrimento ou prazer, além de sentimentos e valores que acabam sendo expressos pelo organismo adoecido. Dessa forma, o conceito não deve ser compreendido somente como o estado de não se ter saúde.

Vários fatores acabam se tornando peças-chave no desenvolvimento de determinadas doenças. A desigualdade social é um dos que influenciam diretamente na distribuição da doença em uma sociedade. Nessa ótica, um dos principais desafios está em compreender de que forma essa desigualdade está correlacionada com o processo saúde-doença. Nesse contexto, podemos analisar, por exemplo, diferenças acentuadas na qualidade de saúde entre famílias das classes alta e média-baixa, não somente em relação à mortalidade, mas também quanto ao registro de comorbidades nessas populações.

O conceito de saúde vem se modificando ao longo dos anos. Antes, o fato de um sujeito não apresentar algum tipo de comorbidade já era suficiente para determinar o estado de saúde. Mas, se estar saudável não se explica apenas pela ausência de doença, como podemos definir *saúde*?

A OMS, em 1946, trouxe uma nova definição para o conceito de saúde, embora pareça um pouco utópica: "um estado de completo bem-estar físico, mental e social e não apenas a ausência de doença ou enfermidade" (UFRJ, 2022). Tendo isso em vista, procurou-se compreender o significado de "estado completo de saúde" e como este poderia ser obtido. Dessa forma, ao se avaliar o contexto de saúde e doença, surgiram questionamentos do ponto de vista sanitário. Foi assim que o movimento de promoção à saúde ganhou espaço.

Com base em uma visão mais holística, a Figura 3.2 apresenta as dimensões da saúde integral.

Figura 3.2 – Dimensões da saúde integral

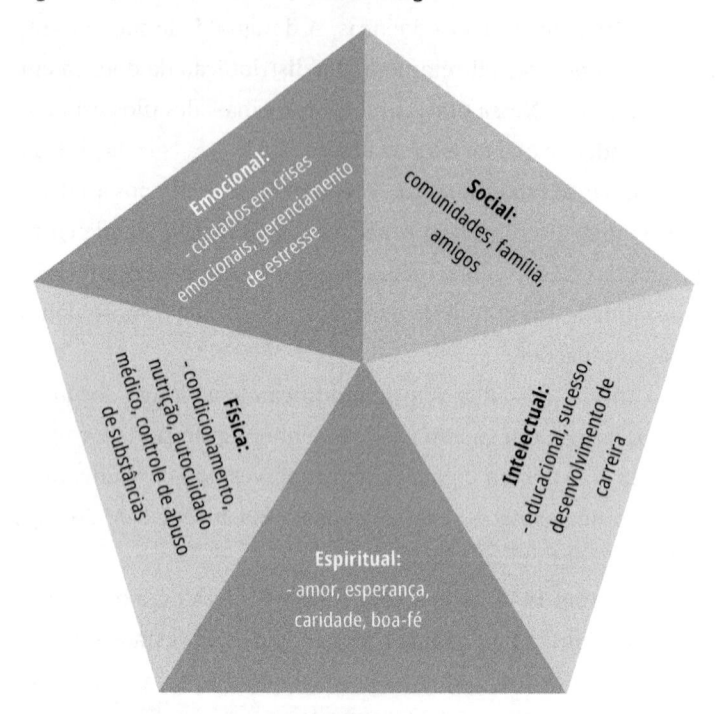

Emocional:
- cuidados em crises emocionais, gerenciamento de estresse

Social:
comunidades, família, amigos

Física:
- condicionamento, nutrição, autocuidado médico, controle de abuso de substâncias

Intelectual:
- educacional, sucesso, desenvolvimento de carreira

Espiritual:
- amor, esperança, caridade, boa-fé

Fonte: Almeida Filho, 2011, p. 10.

Em 1986, o conceito de saúde foi reavaliado na Primeira Conferência Internacional sobre Promoção da Saúde, que aconteceu em Ottawa, no Canadá. Nessa conferência, o conceito de saúde se tornou mais abrangente, pois incluiu fatores essenciais para uma boa qualidade de vida, tais como equidade, renda, recursos econômicos, justiça social, alimentação, abrigo, educação e recursos sustentáveis.

No Brasil, a Lei n. 8.080/1990 – Lei Orgânica da Saúde (LOS) – assim define *saúde*, de acordo com nova redação dada pela Lei n. 12.864, de 24 de setembro de 2013:

Art. 3º Os níveis de saúde expressam a organização social e econômica do País, tendo a saúde como determinantes e condicionantes, entre outros, a alimentação, a moradia, o saneamento básico, o meio ambiente, o trabalho, a renda, a educação, a atividade física, o transporte, o lazer e o acesso aos bens e serviços essenciais. (Brasil, 1990)

Com o estabelecimento da lei orgânica, o processo saúde-doença passou a ser percebido não somente por meio de uma visão mecanicista – a qual, de certa forma, acabava descartando os possíveis fatores sociais e psicológicos da sociedade –, mas também a partir de uma visão mais holística, flexível e abrangente do estado do ser. Diante disso, começaram a ser considerados diversos aspectos não convencionais que possam ter influência nas causas das doenças, como fatores emocionais e sociais, e não somente biológicos.

Como mencionado, a relação saúde-doença não configura somente um problema pessoal. O ambiente em que o indivíduo está inserido é determinante nesse processo, podendo vir a se caracterizar como um problema social, afetando efetivamente outros membros da sociedade que convivem com esse sujeito, como colegas de trabalho e familiares. Nesse sentido, a saúde deve ser compreendida, de forma mais abrangente, como um dos principais componentes da qualidade de vida de uma população. Ela consiste em um bem comum que não pode ser tratado como mercadoria. Outro aspecto de relevância é que o acesso à saúde deve ser garantido a todos, sem exceção.

Vários modelos do processo saúde-doença foram percebidos e redesenhados com o passar dos anos e de acordo também com o momento histórico. Tais modelos são de extrema importância para que possamos compreender a evolução da saúde-doença nos dias atuais. A seguir, vamos abordar os principais modelos envolvidos em todo esse processo.

3.3.2 Modelos do processo saúde-doença

O conceito saúde-doença deu origem a diversos modelos explicativos, desenvolvidos ao longo da história da humanidade. Eles ajudam a compreender como a saúde e a doença foram assimiladas no passado e de que maneira esses dois conceitos se assemelham ou diferenciam da concepção atual.

A seguir, descrevemos os principais modelos:

- **Modelo mágico-religioso ou modelo xamanístico**: desenvolvido na Antiguidade, nesse modelo os povos relacionavam a saúde e a doença ao sobrenatural e a elementos naturais. Sob esse ponto de vista, a doença seria resultado da desobediência, dos pecados cometidos e, até mesmo, de maldições lançadas, envolvendo demônios ou espíritos. Acreditava-se que essa transgressão espiritual poderia ser individual, praticada pelo indivíduo, ou coletiva, associada às doenças infecciosas que afetavam toda a população. Com isso, eram realizados rituais com sacerdotes ou xamãs para se obter maior proximidade com as entidades espirituais. Além disso, sacerdotes e xamãs também atuavam para a manutenção social. É interessante notar que pessoas com crenças religiosas são mais passíveis de ter uma melhor recuperação e evolução para a cura. Ainda assim, esse modelo não fornecia a cura e não respondia aos problemas saúde-doença, apesar de manifestar cuidados com a saúde comunitária e psicológica.
- **Modelo holístico**: difundido na Antiguidade, com origem no século V a.C., esse modelo trouxe uma nova concepção

de saúde-doença, baseada nas culturas medicinais oriental e hindu. O modelo holístico é norteado pelas forças responsáveis pelo equilíbrio e pelo desequilíbrio. Assim, elementos como o clima e os astros estariam inteiramente ligados ao estado de saúde-doença. Trata-se de um modelo que exige um maior planejamento, com ações eficazes e mais eficientes. A principal vantagem observada é o desenvolvimento de um novo pensamento que leva em consideração o tratamento de um grupo como um todo, e não somente do indivíduo. Logo, ele engloba não apenas a noção de equilíbrio entre ambiente e corpo, mas também o desenvolvimento da prática médica voltada ao entendimento da cura. De acordo com esse modelo, o estado da saúde pode ser obtido com a constante busca de equilíbrio entre os elementos internos e externos. Concepções dessa perspectiva podem ser observadas na medicina tradicional chinesa, em que se buscam a harmonia e o equilíbrio do organismo.

- **Modelo empírico-racional ou modelo hipocrático**: esse modelo começou a ser desenvolvido nos anos 3000 a.C., particularmente no Egito, em que a condição de saúde-doença era abordada pelo aspecto médico, com vistas a compreender o estado natural, sem ações de entidades e divindades. Hipócrates, considerado o pai da medicina, elaborou teorias para explicar o estado de saúde-doença no século VI a.C. Sua principal tese versava sobre a associação da saúde e da doença em relação ao equilíbrio de quatro humores presentes no organismo (bile amarela, bile negra, sangue e fleuma). Os quatro líquidos existiriam juntos e em quantidades iguais, e a manutenção da saúde estaria vinculada à compreensão dos desequilíbrios humorais, a fim de se alcançar o equilíbrio. Atualmente, em algumas correntes de pensamento médico oriental, como a medicina tibetana, a teoria dos humores ainda é levada em consideração. Portanto, para explicar o processo saúde-doença, segundo essa teoria, os elementos da natureza são secundários.

- **Modelo biomédico**: conhecido como *modelo mecanicista* e muito presente nos dias atuais, foi estabelecido como parte da medicina científica ocidental. Sua origem se deu no Renascimento, durante os séculos XVI e XVII, e esteve relacionada à revolução artístico-cultural e aos métodos de Descartes durante esse período. Ainda, Isaac Newton contribuiu com as teorias da visão cartesiana do corpo e do mundo a ser descoberto. Sob a perspectiva do modelo biomédico, o cuidado objetiva o controle do espaço social e dos corpos, com uma abordagem mais pontual da doença, visando ao tratamento médico-paciente. Dessa forma, o médico faz observações considerando o homem como uma máquina – como se, por vezes, precisasse trocar uma peça ou consertar uma parte do organismo. Com isso, o corpo é analisado por partes, do ponto de vista do funcionamento mecânico. A doença, assim, é considerada como um defeito ou um desajuste. Por sua vez, a saúde é associada ao funcionamento normal e correto do corpo. Além disso, os sinais e sintomas referentes ao processo de doença ganham espaço na atenção à saúde. Em paralelo ao surgimento desse modelo, foi criada a teoria dos miasmas, segundo a qual as epidemias e as pandemias estão atreladas às condições do ambiente.
- **Modelo sistêmico**: mais recente, esse modelo começou a ser desenvolvido na década de 1970. Ele considera que um problema de saúde está relacionado a um sistema, dentro de um ecossistema. Desse modo, o estado de doença decorre de um desequilíbrio do sistema, que também leva a uma procura por

um novo equilíbrio. Consequentemente, todo o ecossistema será alterado se seus elementos apresentarem alguma alteração. Observa-se, portanto, que o processo saúde-doença é concebido de forma mais ampla nesse modelo, sendo a saúde um equilíbrio dinâmico do sistema. Como exemplo, observe a Figura 3.3, a qual retrata bem o conceito de sistema como um conjunto de elementos que se inter-relacionam entre si. Em razão dessa conexão entre os elementos, se um sofre mudança de estado, os demais também se tornam sujeitos a isso.

Figura 3.3 – Sinergismo multifatorial na produção e na manutenção das doenças diarreicas

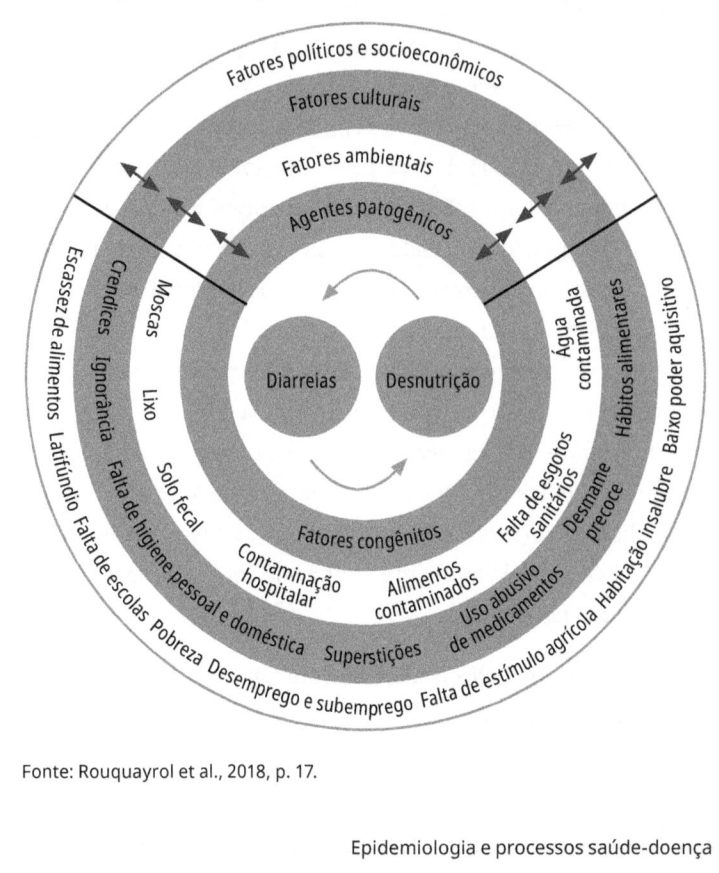

Fonte: Rouquayrol et al., 2018, p. 17.

Dessa forma, nesse modelo, o sistema epidemiológico é entendido como "O conjunto formado por agente suscetível e pelo ambiente, dotado de uma organização interna que regula as interações determinantes da produção da doença, juntamente com os fatores vinculados a cada um dos elementos do sistema" (Almeida Filho; Rouquayrol, 2002, p. 49). No modelo sistêmico, fatores ambientais, socioculturais, econômicos e políticos também contribuem para o estado saúde e doença, fazendo parte do sistema.

- **Modelo da história natural das doenças**: esse modelo foi desenvolvido em 1976 por Leavell e Clark e consiste em entender a saúde e a doença como um processo, o qual pode ser subdivido em pré-patogênico e patogênico, sendo considerado que o início de tal processo marca as primeiras ações dos agentes patogênicos no organismo. Medidas de promoção à saúde e controle de doenças podem ser aplicadas durante o período pré-patogênico, ao passo que medidas de prevenção e combate às lesões resultantes da doença são empregadas no período patogênico. Tendo isso em vista, esse modelo propõe que a história natural das doenças está relacionada à história do ser humano. Alterações fisiológicas e bioquímicas em nível celular são observadas, seguidas de distúrbios na função e na forma do tecido, o que pode evoluir para lesões permanentes que possam ser regeneradas ou causar a morte. Além disso, conhecendo-se o processo saúde-doença, pode-se desenvolver medidas de prevenção e controle com vistas à qualidade de vida. Esse modelo também é conhecido como *modelo processual dos fenômenos patológicos*.

Todos esses modelos acabaram contribuindo para o modelo atual do processo saúde-doença. As campanhas de promoção da saúde e o envolvimento populacional na busca pela melhoria de vida e pelo acesso à saúde integral foram sendo moldados ao longo de muitos anos. Nessa perspectiva, alguns fatores foram determinantes em todo esse processo, como veremos na seção a seguir.

3.4 Fatores determinantes no processo saúde-doença

Com o objetivo de estabelecer o processo saúde-doença, alguns fatores são determinantes para a promoção da saúde e o controle e/ou combate a doenças. Mas, afinal, o que são esses fatores determinantes?

Podemos afirmar que um determinante do processo de saúde consiste na etiologia (causa), isto é, à razão que leva uma pessoa ou uma sociedade a permanecer em seu estado de saúde. A LOS cita fatores como meio ambiente, trabalho, moradia, saneamento básico, alimentação, esporte, lazer, educação e, não menos importante, o acesso aos bens e serviços essenciais para a promoção da saúde populacional (Brasil, 1990).

Nessa abordagem, os principais fatores determinantes nesse processo correspondem à soma de três planos: **subindividual**, compreendido como o nível biológico, orgânico e fisiopatológico; **individual**, referente às anormalidades e disfunções que ocorrem nos indivíduos, considerados seres sociais e biológicos ao mesmo tempo; e **coletivo**, visto como a expressão de um processo social abrangente que contempla uma análise mais ampla e envolve os conceitos de comunidade, família, bairro, região e mundo.

As correlações com os determinantes em saúde podem variar conforme os comportamentos e estilos de vida, a saúde social, as condições de vida e trabalho, o ambiente no qual a pessoa está inserida, além das desigualdades sociais. Nesse sentido, os cuidados com a saúde devem ser estabelecidos não de maneira individual, mas coletiva, a fim de garantir o acesso e a promoção da saúde mediante ações que abranjam todas as formas culturais e existenciais.

3.5 Processo saúde-doença e práticas integrativas e complementares em saúde

O processo saúde-doença está presente nas práticas integrativas e complementares em saúde (Pics) sob uma perspectiva multidisciplinar e abrangente do organismo e do ambiente. As Pics visam ao cuidado do indivíduo de forma humanizada, segura e acolhedora. Um dos diferenciais delas é que também englobam questões do entorno, tais como aspectos emocionais e culturais. Desse modo, o indivíduo não é visto como um ser que apresenta uma parte defeituosa, mas como um todo, isto é, considerando-se os pontos de vista físico, psíquico, social e emocional. Por conta disso, a aplicação das Pics pode abranger os fatores determinantes do processo saúde-doença, tendo como objetivo o restabelecimento do estado de saúde do indivíduo. Para tanto, é necessário conhecer os aspectos epidemiológicos e patológicos da doença.

As Pics podem auxiliar os atendimentos convencionais e tradicionais, mas não os substituem. Apesar disso, elas se destacam com seu papel na promoção da saúde e na prevenção de agravos.

Além disso, podem beneficiar o indivíduo, estimulando o autocuidado e contribuindo para o zelo do coletivo. Nessa ótica, estudos apontam que há um crescente interesse pelas assistências complementares, motivado pelo aumento da prevalência de doenças crônicas, pelo alto custo dos tratamentos convencionais, pelo descontentamento com os serviços de saúde e pela procura de intervenções que aliviem os agravos quando não há cura. A adesão às Pics está intimamente relacionada à busca pela melhora da qualidade de vida.

Síntese

A epidemiologia compreende a análise das causas de doenças e agravos, bem como dos fatores determinantes e condicionantes que influenciam sua distribuição. Tais fatores podem ser biológicos, socioculturais, econômicos e ambientais.

É interessante notar que a epidemiologia abrange o coletivo. Nesse sentido, os dados epidemiológicos são importantes para o desenvolvimento de medidas de controle e prevenção de doenças e agravos, auxiliando na elaboração de políticas públicas de saúde voltadas aos grupos populacionais mais suscetíveis.

A ocorrência e a distribuição das doenças definem os surtos, as endemias, as epidemias e as pandemias. Por fim, cabe observar que o processo saúde-doença contou com diversas abordagens ao longo do tempo, tais como os modelos mágico-religioso, holístico, empírico-racional, biomédico, sistêmico e da história natural das doenças. Além disso, considerar esse processo é importante para compreender as Pics sob a perspectiva do organismo e do ambiente.

Questões para revisão

1. A epidemiologia tem como finalidade a análise de fatores que influenciam nos processos de doença e de propagação de enfermidades no meio social. Considerando a variedade de fatores que influenciam as doenças, analise as assertivas que seguem:
   I) Características genéticas de agentes infecciosos são exemplos de fatores ambientais determinantes no processo de doença.
   II) A falta de acesso a serviços de saúde corresponde a um fator econômico determinante na propagação de doenças.
   III) A falta de higiene pode ser classificada como um fator sociocultural e econômico.
   IV) Entre os fatores biológicos, podemos citar os desastres naturais.

   Agora, assinale a alternativa que apresenta as assertivas corretas:
   a) I e II.
   b) I e IV.
   c) II e III.
   d) I, II e IV.
   e) I, II, III e IV.

2. A identificação de novos casos de doença tem um papel fundamental para que medidas de prevenção e controle sejam adotadas a fim de minimizar dados causados na população. As doenças podem apresentar caráter endêmico, epidêmico ou pandêmico e podem ocorrer também em forma de surtos.

Sobre esse contexto, associe os conceitos listados a seguir às respectivas definições:

I) Surto
II) Endemia
III) Epidemia
IV) Pandemia

( ) Aumento no número de casos em uma região geográfica ampla.
( ) Aumento no número de casos em uma região localizada.
( ) Aumento no número de casos em diversos países e continentes.
( ) Casos contínuos em uma região geográfica determinada.

Agora, indique a alternativa que corresponde à sequência obtida:

a) II, III, IV, I.
b) III, I, IV, II.
c) II, I, III, IV.
d) III, II, I, IV.
e) II, IV, III, I.

3. Em 1946, a Organização Mundial da Saúde (OMS) apresentou um novo conceito de processo saúde-doença. A partir dessa definição, o significado de "estado completo de saúde" começou a ser compreendido. Assinale a alternativa que corresponde ao conceito proposto pela OMS:

a) A OMS determinou que a saúde é um estado de completo bem-estar físico, mental e social, e não apenas a ausência de doença ou enfermidade.
b) Para a OMS, saúde é a ausência de doença.

c) A OMS determinou que doença é a ausência de saúde em consequência da falta de bem-estar físico.

d) Conforme o conceito de doença da OMS, na falta de saúde, há a presença de doença.

e) A saúde e a doença são definidas pela OMS como um conjunto de fatores predeterminantes para o desenvolvimento de doenças.

4. Os modelos explicativos do processo saúde-doença ajudam a entender como a evolução desse processo ocorreu ao longo dos anos. Na Antiguidade, o modelo xamanístico era predominante, e os deuses eram considerados os detentores de todo o processo. Com o passar do tempo, outros modelos foram surgindo e contribuindo para a configuração do modelo atual. Discorra brevemente sobre o modelo adotado atualmente.

5. O processo saúde-doença ganhou força a partir de 1946, com o novo conceito de saúde proposto pela OMS. Nessa época, vários questionamentos do ponto de vista sanitário foram levantados, e uma visão mais holística começou a ganhar forças. Nessa perspectiva, disserte sobre as dimensões da saúde integral.

Questões para reflexão

1. A saúde pública global vem sendo ameaçada pela disseminação do novo coronavírus (2019-nCoV) ou síndrome respiratória aguda grave coronavírus-2 (SARS-CoV-2), que teve seu início de propagação em 2019 e até o momento ainda não se encerrou. No contexto da atual pandemia, qual é a importância do estudo da epidemiologia?

2. As práticas integrativas e complementares em saúde (Pics) visam tratar o indivíduo englobando aspectos culturais e emocionais, para que o cuidado seja realizado de forma segura e humanizada. Qual é a correlação entre o processo saúde-doença e as Pics?

Para saber mais

AGUIAR, J.; KANAN, L. A.; MASIERO, A. V. Práticas integrativas e complementares na atenção básica em saúde: um estudo bibliométrico da produção brasileira. **Saúde em Debate**, v. 43, n. 123, p. 1205-1218, out./dez. 2019. Disponível em: <https://www.scielo.br/j/sdeb/a/5NdgGYwFCNsQPWZQmZymcqM/>. Acesso em: 2 fev. 2022.

Esse artigo aborda os desafios e os principais problemas da aplicação das Pics na saúde pública do Brasil.

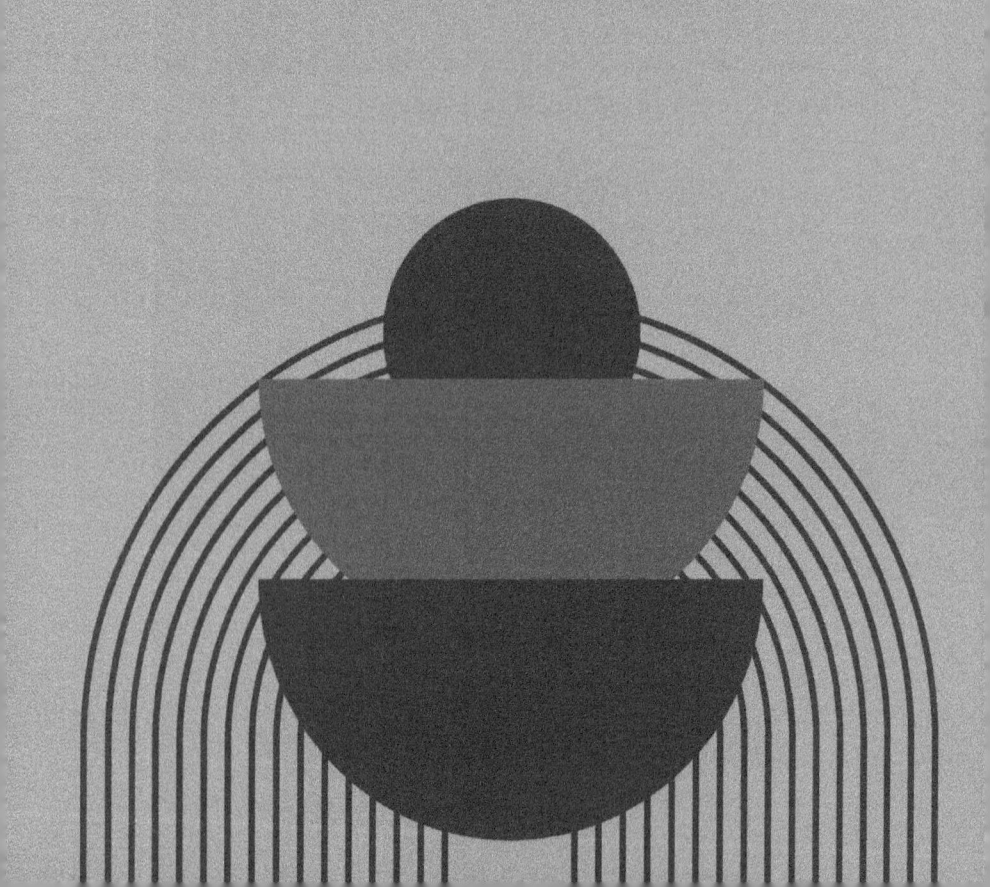

Capítulo 4
Patologia

Giane Favretto

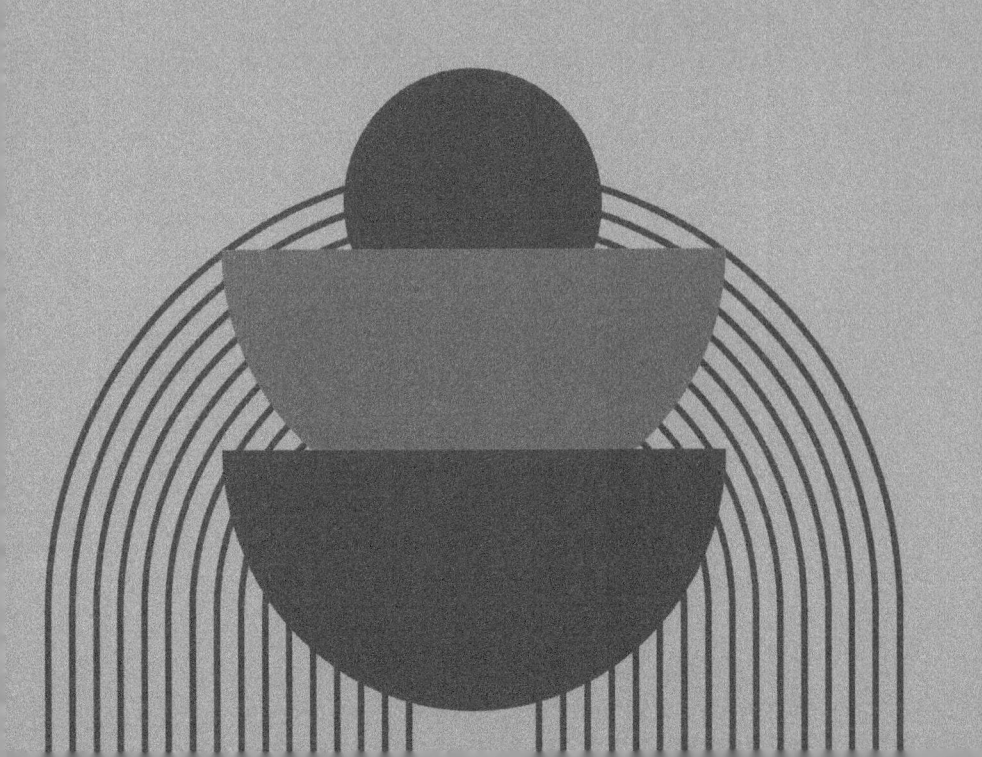

Conteúdos do capítulo

- Patologia geral.
- Etiologia.
- Patogenia.
- Alterações morfológicas.
- Fisiopatologia.

Após o estudo deste capítulo, você será capaz de:

1. compreender os processos patológicos;
2. identificar e diferenciar as lesões celulares reversíveis e irreversíveis, as respostas adaptativas celulares e os tipos de morte celular;
3. compreender a etiologia de diversas doenças, incluindo fatores endógenos e exógenos;
4. explicar o que é patogenia e os mecanismos de doenças infecciosas;
5. reconhecer alterações morfológicas celulares e teciduais e sua relação com as patologias;
6. refletir sobre o processo patológico e seu impacto nas alterações funcionais.

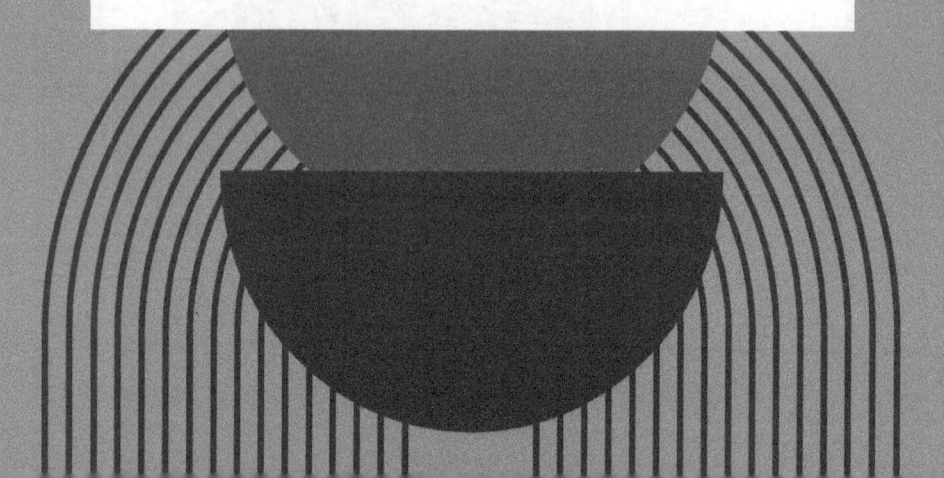

4.1 Patologia geral

A patologia é uma área da ciência que se dedica ao estudo dos processos patológicos, incluindo as causas, os mecanismos e as alterações morfológicas e funcionais associadas ao desenvolvimento da doença. Trata-se de uma área complexa que busca compreender os mecanismos moleculares e celulares envolvidos nos processos patológicos.

Neste capítulo, vamos analisar os processos patológicos. Para isso, abordaremos as lesões celulares, as respostas adaptativas e os tipos de morte celular. Também enfocaremos a etiologia, examinando os fatores endógenos e exógenos envolvidos na causa das lesões celulares e teciduais. Na sequência, analisaremos a patogenia, avaliando os mecanismos de doenças, especialmente aquelas relacionadas a agentes infecciosos. Por fim, veremos as alterações morfológicas, incluindo acúmulos intracelulares de lipídeos, glicogênio, proteínas e pigmentos, bem como a fisiopatologia.

4.1.1 O que é doença?

Para entender o que é doença, é necessário compreender o que é saúde. Segundo a Organização Mundial da Saúde (OMS), a saúde pode ser definida como "um estado de completo bem-estar físico, mental e social, e não consiste apenas na ausência de doença ou de enfermidade" (UFRJ, 2022). Essa corresponde a uma visão mais abrangente sobre o que é a saúde e não é simplista, pois não se limita a dizer que saúde é o mesmo que não ter doença. Portanto, o processo saúde-doença é complexo e envolve os estados físico e psíquico e o meio social.

Desse modo, nem sempre a linha que separa a saúde da doença é bem definida. Não se pode ignorar o meio em que o indivíduo vive, uma vez que a relação entre saúde e doença também é decorrente do ambiente, com efeito nas relações interpessoais. Cabe observar ainda que, por meio da promoção à saúde, almeja-se proporcionar uma melhor qualidade de vida para as pessoas. No contexto dos processos patológicos, as doenças provocam alterações moleculares e celulares que geram impactos morfológicos e funcionais, os quais podem apresentar manifestação clínica.

4.1.2 Lesões celulares reversíveis ou irreversíveis

As células normais, em condição de homeostasia, podem ser expostas a um estímulo nocivo ou a um estresse fisiológico que pode induzi-las a se adaptar à nova condição. Porém, caso uma célula apresente incapacidade de se adaptar, pode gerar lesão celular. Se tal lesão for limitada, leve e transitória, a célula poderá voltar ao seu estado normal, o que caracteriza uma lesão reversível. Em contrapartida, se a lesão celular for intensa e progressiva, a lesão poderá ser irreversível e, mesmo se o estímulo nocivo for removido, o desfecho da lesão será a morte celular, a qual pode ser categorizada como morte por apoptose ou por necrose, como veremos na sequência. Portanto, as lesões celulares podem ser reversíveis ou irreversíveis.

4.1.3 Respostas adaptativas celulares

As células podem apresentar quatro tipos de respostas adaptativas sob uma condição de estresse: hipertrofia, hiperplasia, atrofia e metaplasia. Esses processos adaptativos podem ocorrer tanto em condições fisiológicas como em condições patológicas.

A **hipertrofia** é caracterizada pelo aumento do tamanho das células, o qual, consequentemente, eleva o tamanho do órgão ou tecido. Para isso, deve ocorrer a síntese proteica. A ocorrência de hipertrofia está associada aos tipos celulares que têm capacidade reduzida de divisão celular. Em condições fisiológicas, observa-se a hipertrofia no aumento do miométrio durante a gravidez. Já em condições patológicas, ocorre hipertrofia ventricular decorrente da hipertensão.

A **hiperplasia** é uma adaptação celular que consiste no aumento do número de células (Figura 4.1). Portanto, ela acomete células com capacidade de divisão celular que recebem um estímulo para aumentar sua proliferação. A hiperplasia fisiológica se dá no epitélio glandular da mama com o estímulo da gravidez. Já a hiperplasia patológica está relacionada à estimulação hormonal excessiva e à presença de fatores de crescimento. Um exemplo é a hiperplasia prostática, que acarreta o aumento da próstata. A infecção pelo vírus do papilomavírus humano (HPV) também pode gerar hiperplasia na formação das verrugas. Geralmente, quando cessam os estímulos desregulados que levam à hiperplasia patológica, também se encerra o processo de hiperplasia. Entretanto, quando ela está descontrolada, favorece a proliferação de células cancerígenas.

Figura 4.1 – Comparação entre células em condição normal e as respostas adaptativas de hipertrofia e hiperplasia

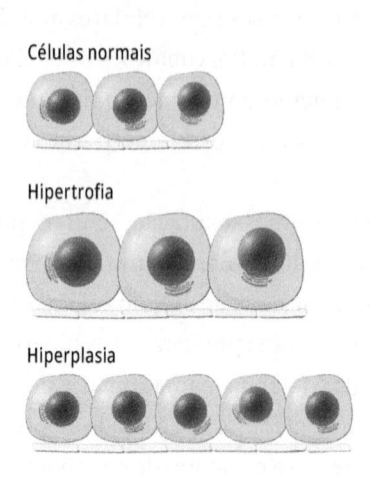

A **atrofia**, também conhecida como **hipotrofia**, consiste na adaptação celular por meio da qual ocorre a redução do tamanho celular. Consequentemente, também há redução no tamanho do órgão afetado pela atrofia. Nesse processo, observam-se um aumento na degradação proteica e uma diminuição da atividade metabólica. A atrofia fisiológica pode se dar em alguns órgãos ao longo do processo de envelhecimento, como no útero durante a menopausa. Já a atrofia patológica pode ocorrer em condições de perda de inervação (como em neuropatias), de redução da carga de trabalho (como no caso de um membro imobilizado) e de nutrição inadequada.

A **metaplasia** compreende a alteração reversível do tipo celular. Nesse caso, o novo tipo celular tem maior resistência aos estímulos de estresse aos quais a célula está exposta. Por exemplo, as células epiteliais do trato respiratório são normalmente do tipo colunar e ciliado. No entanto, quando são expostas aos compostos químicos do cigarro, passam a apresentar características de epitélio pavimentoso estratificado. Apesar de o tipo celular modificado ser mais resistente, nem todas as funções primárias são preservadas. Basicamente, a metaplasia pode ocorrer de três formas: escamosa, colunar e tecido conjuntivo.

4.1.4 Morte celular por apoptose ou por necrose

A morte celular pode ocorrer por dois processos distintos: apoptose ou necrose. Eles se diferenciam pelos mecanismos moleculares e celulares ativados, pela fragmentação ou não do núcleo, pelo estado da membrana plasmática, pela presença de autólise e pela capacidade de gerar inflamação adjacente ou não.

A **morte celular por apoptose** é caracterizada pela fragmentação da célula, porém com o conteúdo celular envolto por membrana plasmática. Na apoptose, os mecanismos são regulados pela célula, razão pela qual é conhecida como *morte celular programada*. É importante destacar que esse tipo de morte celular pode surgir em processos patológicos ou mesmo fisiológicos. No primeiro caso, pode ser desencadeada por agressões provenientes de infecções por vírus, hipóxia, radiação, entre outros. Já no segundo caso, ela ocorre em situações fisiológicas para regular o tamanho das populações celulares, ao eliminar células inflamatórias que já exerceram seu papel na inflamação, ao remover as células que são hormônio-dependentes em condições de privação do hormônio, como ocorre na involução mamária após o término da amamentação (desmame) etc.

A apoptose pode ser desencadeada por estímulos exógenos obtidos pelos receptores da membrana ou por estímulos endógenos decorrentes das agressões às quais a célula foi exposta. Tais estímulos levam à ativação de caspases – proteases que desencadeiam o processo de apoptose.

No processo de apoptose, a célula se retrai, havendo redução do volume celular. A cromatina é condensada e fica em grumos até ser fragmentada, em um processo denominado *cariorrexe*. Então, a membrana passa a fazer projeções e forma os brotamentos, que carregam os componentes celulares. Essas vesículas são denominadas *corpos apoptóticos*, os quais são reconhecidos e fagocitados. Nesse processo, a fosfatidilserina, componente fosfolipídico que normalmente está na face interna da membrana em contato com o citosol, é translocada para a face externa dos corpos apoptóticos, sendo este um sinal para a fagocitose. Dessa forma, a apoptose não gera reposta inflamatória no local. Nesse tipo de morte celular, portanto, não ocorre autólise nem fragmentação da membrana (Figura 4.2).

Figura 4.2 – Morte celular por apoptose

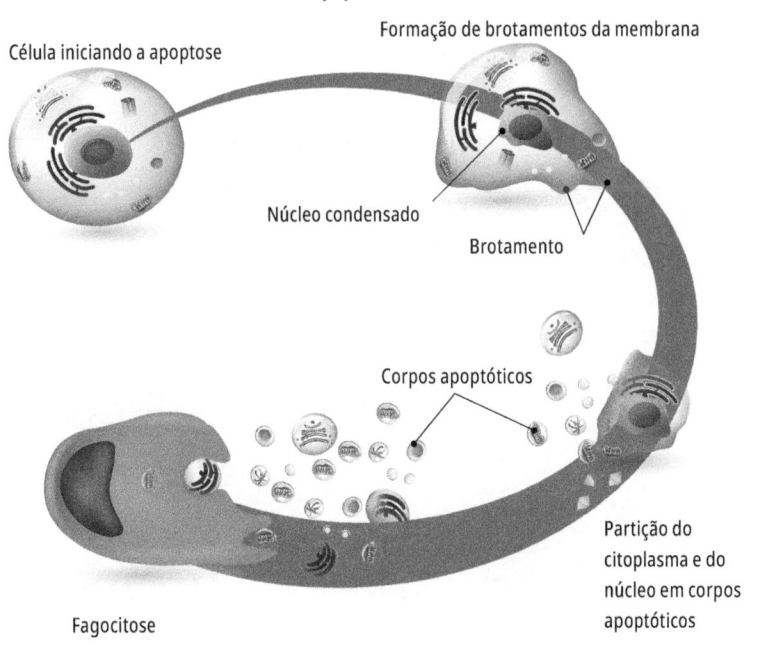

Por sua vez, a **morte celular por necrose** é sempre considerada um processo patológico, uma vez que resulta de uma lesão irreversível. Na necrose, ocorre a desestabilização da membrana, com a perda de sua integridade. Observa-se também o extravasamento dos componentes celulares. Dessa maneira, as enzimas lisossomais, tais como proteases, lipases, ribonucleases e desoxirribonucleases, presentes nos lisossomos, extravasam e acabam agindo sobre as estruturas celulares. Esse processo leva à destruição da própria célula, que é conhecido como *autólise*. Além disso, o processo de necrose libera compostos que induzem uma reação inflamatória no local (Figura 4.3).

Figura 4.3 – Morte celular por necrose

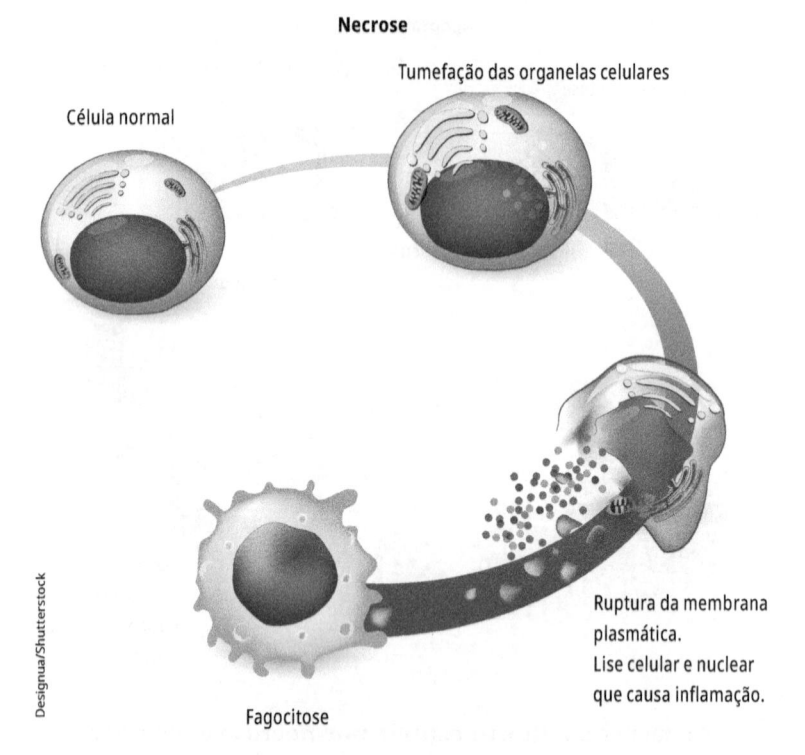

Necrose

Célula normal

Tumefação das organelas celulares

Ruptura da membrana plasmática.
Lise celular e nuclear que causa inflamação.

Fagocitose

Designua/Shutterstock

Na necrose, o núcleo pode apresentar alterações, as quais são observáveis ao microscópio. A picnose nuclear consiste na condensação da cromatina e em intensa contração. Já na cariólise, ocorre a quebra da cromatina por endonucleases, não sendo possível observar os núcleos. Por fim, no núcleo também pode ser encontrado o cariorrexe, definido pela quebra do núcleo que se espalha pelo citoplasma.

A necrose resulta da agressão que gera uma lesão irreversível na célula. Pode ser induzida em casos de obstrução dos vasos, o que leva à isquemia e à anóxia. Além disso, quando a célula para com suas funções vitais, tais como a produção de energia, acarreta a morte celular por necrose. A agressão à membrana plasmática também pode acarretar o processo de necrose. As consequências da necrose dependem do órgão afetado e da extensão da lesão.

Com base nas características morfológicas da região necrosada, a necrose pode ser classificada em:

- **Necrose por liquefação ou coliquativa**: a região necrosada apresenta aspecto liquefeito. A intensa liberação de enzimas lisossomais promove a digestão do tecido, levando à lise total. Ocorre na hipóxia ou anóxia do sistema nervoso e, também, em infecções por microrganismos com intenso processo inflamatório.
- **Necrose caseosa**: recebe esse nome em razão do aspecto da região necrosada, que lembra a aparência de um queijo. A região tem aspecto homogêneo, acidófilo, sem contornos celulares, além de poder apresentar alguns núcleos picnóticos e cariorrexe. É comumente encontrada nos granulomas da tuberculose e da paracoccidioidomicose.
- **Necrose por coagulação**: ocorre em casos de isquemia, com exceção do cérebro. A isquemia acarreta a morte celular por hipóxia. A alteração nuclear encontrada é a cariólise. A região afetada tem aspecto esbranquiçado e pode haver um halo avermelhado circundando-a.
- **Necrose gordurosa ou esteatonecrose**: é caracterizada pela liberação de lipases, que quebram lipídeos, apresentando um aspecto esbranquiçado que se assemelha a um pingo de vela derretendo. É encontrada principalmente no tecido adiposo, sendo frequentemente observada nos casos de pancreatite aguda.

A depender das condições, a região necrosada pode ser substituída por tecido conjuntivo cicatricial, caracterizado pela deposição de colágeno. Esse processo pode ocorrer em regiões que não apresentam capacidade regenerativa. Já na necrose caseosa, geralmente acontece a calcificação. Por outro lado, a necrose pode progredir para gangrena, em que agentes externos interferem no processo da necrose, podendo resultar em amputações e até morte.

A gangrena pode ser de três tipos: seca, úmida e gasosa. A primeira se dá nas extremidades do organismo e está associada à perda de líquido. Já no segundo caso, ocorre a proliferação de microrganismos anaeróbicos na região necrosada que têm ação liquefativa. Por fim, a gangrena gasosa é decorrente da proliferação de bactérias do gênero *Clostridium*, formando-se bolhas gasosas na região necrosada.

4.2 Etiologia

A etiologia corresponde a uma área da patologia que compreende o estudo das causas das doenças, que podem estar relacionadas a fatores endógenos, provenientes do próprio organismo, e a fatores exógenos, os quais decorrem do ambiente.

4.2.1 Fatores genéticos

As doenças de caráter genético estão atreladas a mutações gênicas ou a anomalias cromossômicas. Tais alterações podem acarretar deficiência de proteínas ou até mesmo a expressão de proteínas aberrantes, comprometendo o funcionamento celular.

As **mutações gênicas** consistem em alterações na sequência nucleotídica do DNA, tais como substituição de bases, inserções e deleções. Diversas mutações já foram associadas ao desenvolvimento de doenças genéticas. A anemia falciforme, por exemplo, é uma doença genética de caráter hereditário caracterizada por mutações que promovem a troca de um aminoácido que compõe a cadeia β da hemoglobina. Essa troca ocasiona alterações estruturais na hemoglobina, o que facilita sua polimerização e afeta negativamente seu estado funcional. Outro exemplo são as doenças de depósito lisossômico, nas quais a deficiência ou a expressão aberrante de enzimas lisossomais leva ao acúmulo progressivo de compostos não metabolizados no interior do lisossomo. É o caso da doença de Fabry, decorrente de mutações no gene GLA, que codifica a enzima alfa-galactosidase A. Tais mutações acarretam a ausência de expressão ou o mau funcionamento da alfa-galactosidase A, que, por consequência, resulta no acúmulo de glicoesfingolipídeos nos lisossomos.

As **anomalias cromossômicas** são caracterizadas por alterações numéricas ou estruturais nos cromossomos. As anomalias numéricas cromossômicas podem ser causadas pela presença de um cromossomo a mais (trissomia) ou a menos (monossomia) – ambas também conhecidas como *aneuploidias*. Por exemplo, a síndrome de Down é uma trissomia do cromossomo 21, enquanto a síndrome de Turner é uma monossomia do X, ou seja, diante da ausência de um dos cromossomos sexuais. As aneuploidias, entretanto, geralmente são incompatíveis com a vida. Já as alterações estruturais podem ser decorrentes da deleção, da duplicação ou da quebra e reintegração incorreta de segmentos cromossômicos, como é o caso das inversões e translocações (Figura 4.4). A translocação entre os cromossomos 9 e 22, que resulta na fusão dos genes BCR-ABL (cromossomo *Philadelphia)*, ocasiona o desenvolvimento da leucemia mieloide crônica.

Figura 4.4 – Alterações cromossômicas estruturais: inversão, translocação, deleção e duplicação

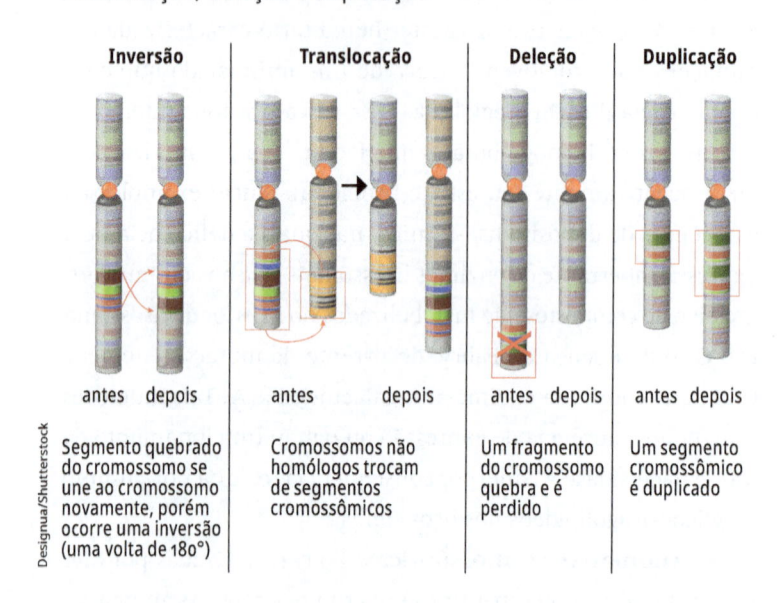

Inversão	Translocação	Deleção	Duplicação
antes depois	antes depois	antes depois	antes depois
Segmento quebrado do cromossomo se une ao cromossomo novamente, porém ocorre uma inversão (uma volta de 180°)	Cromossomos não homólogos trocam de segmentos cromossômicos	Um fragmento do cromossomo quebra e é perdido	Um segmento cromossômico é duplicado

Designua/Shutterstock

4.2.2 Hipóxia

A hipóxia consiste na deficiência de oxigênio no tecido. Pode ser decorrente, por exemplo, da má oxigenação do sangue, como ocorre na síndrome respiratória aguda grave. Outra causa possível é a perda da capacidade de transporte do oxigênio pelo sangue, assim como nas hemoglobinopatias. O oxigênio é essencial para a respiração oxidativa aeróbica e, portanto, sua privação leva à lesão e morte celular. A interrupção total da chegada do oxigênio é denominada *anóxia* e surge em casos de isquemia total.

4.2.3 Agentes infecciosos e parasitários

Os agentes infecciosos e parasitários agem sobre o organismo provocando lesões, as quais podem ser simples ou, até mesmo, gerar quadros graves de infecção. O grupo de agentes causadores de infecção é bastante diverso, incluindo vírus, bactérias, fungos, parasitos e príos (Figura 4.5).

Figura 4.5 – Agentes infecciosos

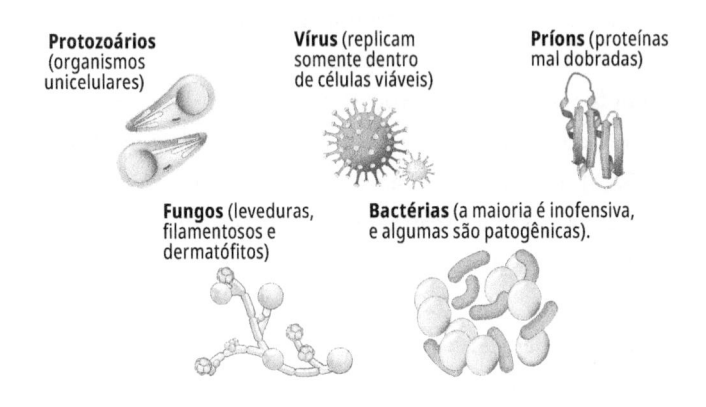

Protozoários (organismos unicelulares)
Vírus (replicam somente dentro de células viáveis)
Príons (proteínas mal dobradas)
Fungos (leveduras, filamentosos e dermatófitos)
Bactérias (a maioria é inofensiva, e algumas são patogênicas).

Designua/Shutterstock

Os **vírus** podem apresentar material genético, de DNA ou RNA, que está dentro de uma estrutura proteica denominada *capsídeo*, o qual pode ou não ser envolto por uma membrana lipídica. Os vírus infectam as células e utilizam a maquinaria celular do hospedeiro para sua replicação. Destacam-se por gerar diversos tipos de doenças que afetam os seres humanos, além de serem transmissíveis de variadas maneiras.

De forma geral, os vírus que afetam o trato respiratório são transmitidos via aerossóis e por contato direto. O vírus SARS-CoV-2, responsável pela pandemia de covid-19, acomete o sistema respiratório e pode gerar complicações cardíacas, renais e neurológicas. Outro vírus que afeta o sistema respiratório é o vírus *influenza*, que causa a gripe. Já o vírus da imunodeficiência humana (HIV) é um retrovírus que afeta o sistema imunológico, sendo transmitido por relação sexual, transfusão de sangue e compartilhamento de objetos contaminados. Por sua vez, o vírus da dengue tem transmissão vetorial, pela picada do mosquito *Aedes aegypti*, e a infecção causada pode ser assintomática ou evoluir até quadros mais graves, como febre hemorrágica e síndrome do choque. Os vírus também são responsáveis pelas hepatites virais, bem como por febre amarela, sarampo, rubéola, caxumba, herpes, febre Chikungunya, entre outros.

As **bactérias** são seres procariontes unicelulares, e muitas espécies estão relacionadas ao desenvolvimento de doenças infecciosas. Geralmente, podem ser divididas em gram-positivas e gram-negativas, as quais se diferenciam pela estrutura da parede celular. Também podem apresentar fatores de virulência, como enzimas e toxinas, que auxiliam na infecção.

As bactérias patogênicas podem ser divididas em primárias – quando indivíduos normais podem desenvolver a doença – e oportunistas – nos casos em que pessoas com o sistema imunológico comprometido ficam adoecidas com a infecção. Um exemplo de bactéria patogênica é a *Clostridium tetani*, que, ao entrar no organismo, por meio de lesões na pele, libera neurotoxinas que ocasionam o tétano, afetando os nervos. Outra bactéria patogênica é a *Mycobacterium tuberculosis*, causadora da tuberculose, que afeta principalmente os pulmões e apresenta sintomas como tosse seca, fadiga, sudorese noturna e emagrecimento. Outras doenças causadas por bactérias são meningite bacteriana, coqueluche, hanseníase, febre tifoide, difteria e sífilis.

Os **fungos**, por sua vez, são seres eucariotos, que apresentam parede celular de quitina e podem se desenvolver nas formas de leveduras e de hifas. Entre as infecções fúngicas, podemos citar as micoses, as quais afetam a pele, as unhas e o couro cabeludo. Outra infecção fúngica é a candidíase, ocasionada por fungos do gênero *Candida*. A paracoccidioidomicose é causada pelos agentes etiológicos *Paracoccidioides brasiliensis* e *Paracoccidioides lutzii* e consiste em uma micose sistêmica que gera comprometimento linfático e pulmonar, podendo afetar diversos órgãos.

Os **protozoários** são seres eucariotos unicelulares capazes de causar doenças conhecidas como *protozooses*. O protozoário *Trypanosoma cruzi* é o agente etiológico da doença de Chagas, transmitida ao ser humano pelo inseto vetor conhecido como *barbeiro*. Embora essa enfermidade possa se manter assintomática ao longo de muitos anos, pode desenvolver quadros mais graves, que incluem danos cardíacos e disfunção do esôfago e do colón. Outros protozoários que causam doenças são, por exemplo, *Plasmodium* sp., *Leishmania* sp., *Giardia lamblia* e *Toxoplasma gondii*.

As verminoses são exemplos de doenças causadas por endoparasitos, que se caracterizam por viver no interior do organismo. Nesse grupo está o verme nematoda *Ascaris lumbricoides*, que causa a ascaridíase, doença em que vermes adultos vivem no intestino humano. Outro exemplo é o helminto trematódeo *Schistosoma mansoni*, agente etiológico da esquistossomose, doença caracterizada pelo parasito adulto que se encontra nas veias mesentéricas. A reação imunológica aos ovos do parasito leva ao aumento do tamanho do fígado e à ascite.

Já os ectoparasitos são aqueles que vivem na superfície externa do hospedeiro. Entre os ectoparasitos que afetam os seres humanos, podemos citar os piolhos, que se encontram sobre a pele e os pelos do hospedeiro e causam a pediculose, na qual há coceira intensa em virtude da reação de hipersensibilidade à saliva dos piolhos. Outro exemplo de ectoparasito é o ácaro

Sarcoptes scabiei hominis, que causa a escabiose, caracterizada por coceira intensa e erupções cutâneas.

Por fim, os **príons** também fazem parte da definição de agentes infecciosos, apesar de não apresentarem ácidos nucleicos. São compostos de proteínas anormais decorrentes do mau dobramento, com características patológicas e infecciosas. Por serem anormais, os príons provocam alterações celulares que afetam o funcionamento do organismo e podem levar à morte. Nos seres humanos, eles causam encefalopatias espongiformes transmissíveis, doenças que acometem o sistema nervoso central, caracterizadas por induzirem a neurodegeneração.

4.2.4 Agentes químicos

Os agentes químicos podem ser tóxicos e ter a capacidade de causar lesões celulares e teciduais. Os agentes em estado líquido geralmente entram em contato com o organismo via ingestão, contato dérmico ou com os olhos. Já os que se apresentam em estado gasoso podem entrar em contato com o organismo pela inalação, afetando vias aéreas superiores e inferiores, e também pela absorção, através da pele e dos olhos.

Os agentes químicos têm propriedades específicas em relação à toxicidade, à volatilidade e à estabilidade. Ainda, há compostos que em determinada condição não apresentam toxicidade, mas em outras podem gerar efeitos tóxicos. Um exemplo é o próprio oxigênio, essencial para a vida, mas que em altas concentrações passa a ter efeitos tóxicos ao organismo, a exemplo da formação de espécies reativas de oxigênio. Além disso, a concentração e o tempo de exposição (aguda ou crônica) são fatores que podem influenciar os efeitos biológicos dos agentes químicos.

Os agentes tóxicos irritantes causam inflamação ao entrarem em contato com o organismo. É o caso do hidróxido de sódio (soda cáustica), do ácido sulfúrico, da amônia, entre outros. Cloro, dióxido de enxofre e formaldeído, por exemplo, podem gerar irritação no sistema respiratório. Há, ainda, os gases asfixiantes, compostos capazes de interferir no fornecimento e no transporte de oxigênio pela hemoglobina, bem como no uso no metabolismo aeróbico; são exemplos o monóxido de carbono, o cianeto de hidrogênio, o dióxido de carbono e o metano. Outros agentes químicos podem ter ação sistêmica. O tetracloreto de carbono, por exemplo, é rapidamente absorvido pelo organismo e apresenta efeitos tóxicos sobre o sistema nervoso, o fígado, os rins e o coração.

Além disso, venenos também provocam danos ao organismo. Podemos destacar os venenos de animais peçonhentos, que são uma mistura heterogênea de compostos com capacidade de gerar lesões celulares e teciduais. O veneno da cobra jararaca (*Bothrops jararaca*), por exemplo, apresenta ação proteolítica e hemorrágica e promove necrose, com dor e edema na região da picada.

4.2.5 Agentes físicos

Agentes físicos também podem ocasionar lesões nas células e danos teciduais. É o caso dos traumas – em um acidente de carro, por exemplo, a vítima pode apresentar diversas lesões. O choque elétrico é outro caso em que pode haver lesões teciduais; a vítima pode sofrer de queimaduras por conta do calor gerado pela eletricidade, arritmias cardíacas e, até mesmo, parada respiratória. As lesões por temperatura podem ser decorrentes de temperaturas extremas (muito quente ou muito frio). Igualmente, sons extremamente altos podem levar à perda auditiva. Já a radiação ionizante tem a capacidade de provocar a ocorrência de mutações. Outros exemplos de agentes físicos incluem a radiação e as variações bruscas na pressão atmosférica.

4.3 Patogenia

A patogenia, especificamente, corresponde à área da patologia que se dedica a avaliar os eventos associados ao desenvolvimento da doença. Dessa forma, analisa fatores que contribuem para a progressão e a manutenção da enfermidade. No caso de doenças infecciosas, tais fatores podem ser produzidos tanto pelo organismo afetado como pelo agente infeccioso que tenta desviar do sistema imune.

A seguir, vamos abordar os mecanismos de algumas doenças que ocorrem no Brasil.

4.3.1 Mecanismos envolvidos na infecção viral

Os vírus interagem com receptores da membrana. Por exemplo, o vírus SARS-CoV-2 entra nas células por meio da interação entre a espícula da partícula viral e o receptor *angiotensin converting enzyme*-2 (ACE-2) das células do sistema respiratório. Depois de entrar na célula, o vírus se replica utilizando a maquinaria celular da própria célula hospedeira. Para isso, é necessário que esta seja capaz de replicar o vírus. Um caso particular é o vírus JC, causador da leucoencefalopatia, que tem a capacidade de se replicar apenas em oligodendrócitos, os quais apresentam características de expressão gênica propícias para a replicação do vírus.

Os vírus podem apresentar efeitos citopáticos que desencadeiam a morte celular. Isso pode ocorrer por meio da indução da apoptose, bloqueando vias de síntese de macromoléculas ou expressando enzimas que levam à quebra de componentes celulares. Da mesma forma, o sistema imune pode produzir reposta imunológica contra as proteínas virais. Essa resposta é mediada por linfócitos T citotóxicos, os quais desempenham papel importante na resposta imune contra infecções virais.

4.3.2 Mecanismos envolvidos na tuberculose

A tuberculose é uma doença cujo agente etiológico é a bactéria *Mycobacterium tuberculosis*, que também é conhecida como *bacilo de Koch*. Ela recebeu esse nome em referência ao cientista Robert Koch, primeiro responsável por descrevê-la, em 1882. A bactéria *M. tuberculosis* apresenta características que facilitam a infecção. Uma delas é a expressão da proteína *early secretory antigenic target-6* (ESAT-6), que tem ação citolítica, favorecendo a infecção. A tuberculose é caracterizada pela formação de granulomas que afetam principalmente os pulmões, mas pode se desenvolver em outros órgãos. Trata-se de uma enfermidade contagiosa, com transmissão por via aérea.

A tuberculose primária se desenvolve no primeiro contato com o agente etiológico, ou seja, não apresenta sensibilização prévia. Nesse caso, a bactéria *M. tuberculosis* é inalada e, ao chegar aos alvéolos, é fagocitada por macrófagos presentes no tecido (Figura 4.6). Esse processo é facilitado por carboidratos que revestem a bactéria, os quais são reconhecidos pelos receptores de manose do macrófago. Apesar de serem fagocitados, a bactéria tem a capacidade de manipular a maquinaria celular do macrófago, causando o bloqueio da fusão entre fagossomos e lisossomos. Com isso, ela escapa da atividade microbicida dos macrófagos e se prolifera dentro da célula. Em resposta à infecção, os macrófagos liberam interleucina-12 (IL-12), que ativa os linfócitos T CD4+ para secretarem *interferon*-γ (IFN-γ), o qual, por sua vez, ativa os macrófagos. Isso desencadeia uma reação inflamatória que leva à formação do granuloma. Os macrófagos se diferenciam no granuloma em células epitelioides, e no centro do granuloma são formadas células multinucleadas gigantes. No granuloma pode ocorrer necrose do tipo caseosa, que depois passa pelo processo de cicatrização. Por sua vez, a tuberculose secundária se dá quando o paciente já estava sensibilizado e, assim, ocorre sua reativação. Isso pode acontecer quando há queda na imunidade, possibilitando que as bactérias voltem a se proliferar e gerando novas lesões. Também pode ocorrer a reinfecção.

Figura 4.6 – Patogênese da tuberculose pulmonar

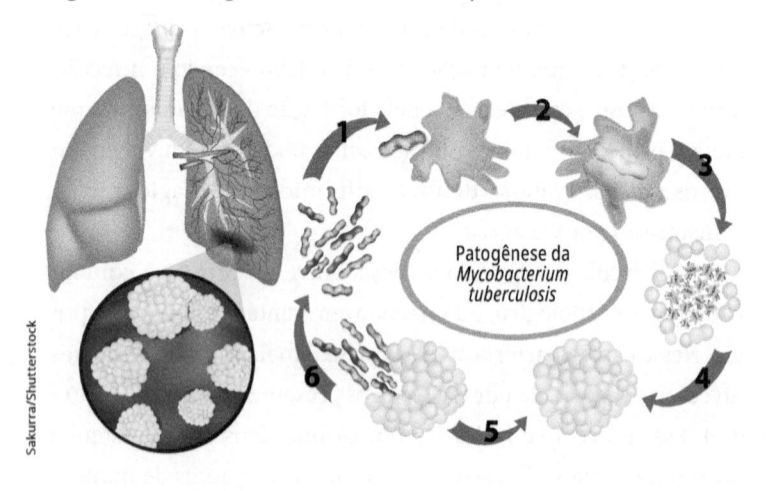

4.3.3 Mecanismos envolvidos na leishmaniose

A leishmaniose é uma doença parasitária considerada negligenciada. Suas duas principais formas são a leishmaniose tegumentar americana (LTA) e a leishmaniose visceral (LV).

A LTA é causada por protozoários do gênero *Leishmania*, sendo que, nas Américas, mais de 12 espécies já foram identificadas como agentes etiológicos dessa doença, a qual afeta os seres humanos e também animais. O parasita é transmitido pelos vetores da doença, os flebotomíneos, que, ao picarem o hospedeiro, liberam nele as formas promastigotas da *Leishmania*. Os parasitas são, então, fagocitados por macrófagos, onde se diferenciam em amastigotas e se multiplicam. A leishmaniose tegumentar causa feridas geralmente de aspecto arredondado, com bordas definidas e altas, fundo avermelhado e granulações. As lesões no tecido cutâneo e nas mucosas podem apresentar manifestação clínica diversa, a depender da espécie de *Leishmania* e do estado imunológico do hospedeiro.

Por sua vez, na LV, os parasitas do gênero *Leishmania* se disseminam do local da picada do vetor na pele e migram para linfonodos, baço, fígado e medula óssea, causando sintomas como febre, aumento do tamanho do fígado e do baço e pancitopenia, que consiste na redução dos níveis de hemácias, leucócitos e plaquetas no sangue.

A *Leishmania* desenvolveu estratégias para escapar do sistema imune e infectar macrófagos, conseguindo sobreviver dentro dele. Com isso, a interação entre o parasito e o macrófago se torna complexa. As capacidades defensivas do macrófago estão comprometidas, garantindo a sobrevivência do parasita ao reprogramar a célula hospedeira.

O diagnóstico molecular da leishmaniose é realizado pela detecção via técnicas de biologia molecular a partir da amostra biológica coletada da ferida do paciente, no caso da LTA, e da biópsia de tecidos e amostra de sangue e de medula óssea, na LV. O diagnóstico também se baseia em exames parasitológicos.

4.4 Alterações morfológicas

O processo patológico pode levar ao desenvolvimento de alterações morfológicas celulares e teciduais, entre as quais podemos destacar os acúmulos intracelulares de lipídeos, de glicogênio, de proteínas e de pigmentos, além da calcificação. Além disso, também ocorrem alterações morfológicas na inflamação aguda.

4.4.1 Acúmulos intracelulares

Os acúmulos intracelulares podem ter um impacto negativo na capacidade funcional das células e estar relacionados à patogênese de diversas doenças, como veremos a seguir. Diversos compostos podem ser progressivamente acumulados dentro da célula, tais como lipídeos (triglicerídeos, colesterol e esfingolipídeos), glicogênio, proteínas e pigmentos. De forma geral, o acúmulo intracelular pode decorrer do aumento da produção ou da falha no metabolismo de uma substância endógena ou, mesmo, da deposição anormal de uma substância exógena.

A esteatose, também denominada *degeneração gordurosa*, é caracterizada pelo acúmulo intracelular de triglicerídeos, podendo ocorrer em conjunto o depósito de monoglicerídeos e diglicerídeos. A esteatose afeta principalmente o fígado, órgão com atividade notável no metabolismo dos lipídeos. Além desse órgão, a esteatose pode afetar o miocárdio, o epitélio tubular renal, o músculo esquelético e o pâncreas. Morfologicamente, as células em processo de esteatose apresentam vacúolos contendo lipídeos que se distribuem de forma difusa no citoplasma celular, em um processo chamado de *esteatose microgoticular*. A agregação dos vacúolos menores forma vacúolos maiores, que podem predominar no espaço intracelular, deslocando o núcleo para a periferia – caso denominado *esteatose macrogoticular*. Ao longo da progressão da doença, o acúmulo de lipídeos acarreta o aumento do tamanho do fígado, com alteração da coloração para pardo-amarelada. Na esteatose, ocorre inflamação e fibrose no fígado, condição que pode progredir para cirrose e até hepatocarcinoma. A imagem esquemática da Figura 4.7, a seguir, compara um fígado normal com outro com esteatose hepática, tanto no aspecto macroscópico quanto no microscópico.

Figura 4.7 – Esteatose hepática

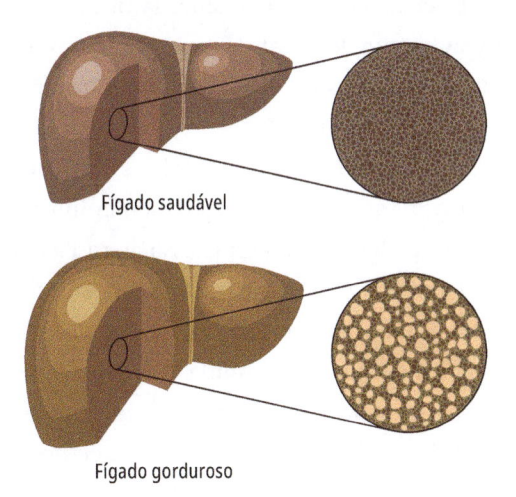

Fígado saudável

Fígado gorduroso

Olga Bolbot/Shutterstock

O processo de esteatose pode estar associado à maior captação de lipídeos, como ácidos graxos e triglicerídeos da circulação, os quais podem ser provenientes de uma dieta rica em lipídeos e da lipólise do tecido adiposo. Desordens nos mecanismos de metabolização dos lipídeos dos hepatócitos também podem levar à esteatose. Sobre isso, podemos citar a falha no deslocamento de vesículas de lipoproteínas. Portanto, o acúmulo excessivo de lipídeos pode ser decorrente do desequilíbrio entre o influxo e a remoção dos compostos lipídicos no fígado.

A esteatose hepática pode apresentar diferentes etiologias. A esteatose hepática alcoólica está associada ao consumo crônico de bebidas alcoólicas. O etanol consumido leva ao aumento de radicais livres nos hepatócitos, o que gera a redução da β-oxidação dos lipídeos. Além disso, o álcool pode causar maior disponibilidade de acetil-CoA, que, por sua vez, eleva a síntese de ácidos graxos. Já a esteatose hepática não alcoólica pode estar vinculada à resistência à insulina, além de aterosclerose, hipertensão, dislipidemia e obesidade. Doenças de caráter genético também podem acarretar o desenvolvimento de esteatose, como é o caso da doença de Wilson. Outra causa possível da esteatose hepática é a infecção pelo vírus da hepatite C (HCV).

O acúmulo intracelular de colesterol e ésteres de colesterol ocorre principalmente em macrófagos, sendo importante nos processos de aterosclerose e xantomas. Na aterosclerose, o colesterol – especialmente a lipoproteína de baixa densidade (LDL) oxidada – depositado na camada íntima dos vasos é captado por macrófagos, nos quais se acumula intracelularmente. Essas células se tornam células espumosas (*foam cells*), caracterizadas pela presença de vacúolos lipídicos em virtude do excesso de lipídeos internalizados, resultante do desequilíbrio do influxo, da esterificação e do efluxo de colesterol. As células espumosas eventualmente podem desencadear a morte celular. O depósito lipídico, juntamente com a inflamação vascular e a disfunção endotelial, contribui para o estabelecimento da placa aterosclerótica, que pode levar ao estreitamento das artérias (Figura 4.8). Já os xantomas são regiões lesionadas na pele decorrentes do depósito de colesterol em macrófagos, ocasionadas pelo aumento de colesterol sérico. Geralmente, ocorrem nas mãos, nos pés, nos cotovelos, nos joelhos, nas coxas e nos glúteos.

Figura 4.8 – Estágios da aterosclerose

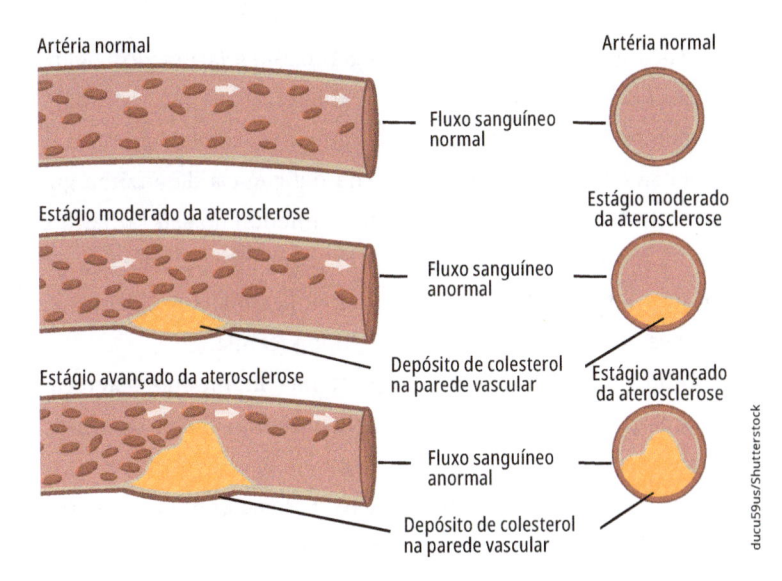

Artéria normal
Fluxo sanguíneo normal
Artéria normal

Estágio moderado da aterosclerose
Fluxo sanguíneo anormal
Depósito de colesterol na parede vascular
Estágio moderado da aterosclerose

Estágio avançado da aterosclerose
Fluxo sanguíneo anormal
Depósito de colesterol na parede vascular
Estágio avançado da aterosclerose

ducu59us/Shutterstock

Outra forma de acúmulo intracelular de lipídeos é a deposição de esfingolipídeos, que acontece por conta da deficiência de enzimas lisossomais, as quais podem estar ausentes ou defeituosas, comprometendo a via de degradação. Dessa forma, os esfingolipídeos se acumulam nos lisossomos. A falta dessas enzimas ou sua expressão aberrante decorrem de mutações genéticas e, a depender da enzima afetada, diversas doenças podem surgir, conhecidas como *esfingolipidoses*. Uma das mais comuns é a doença de Gaucher, com herança autossômica recessiva caracterizada pela deficiência da enzima β-glicosidase, o que acarreta o acúmulo progressivo de glicosilceramida. Essa enfermidade faz aumentar os tamanhos do fígado e do baço e pode, ainda, afetar a medula óssea. Outra doença que ocasiona o acúmulo de lipídeos é a doença de Niemann-Pick, caracterizada pelo acúmulo de esfingomielina em razão da deficiência da enzima esfingomielinase. Nessa doença, ocorre o aumento do tamanho do fígado e do baço, bem como neurodegeneração progressiva.

O acúmulo intracelular de glicogênio está relacionado a doenças conhecidas como *glicogenoses*, caracterizadas por distúrbios no metabolismo do glicogênio. A glicogenose mais comum é a doença de Von Gierke, em que há deficiência da enzima glicose-6-fosfatase. Ela afeta o fígado, aumentando seu tamanho, e causa hipoglicemia e fadiga. Outra glicogenose é a doença de Cori, ocasionada pela deficiência da enzima amilo-1,6-glicosidase, que leva ao aumento do fígado e à hipoglicemia.

Os erros no dobramento das proteínas ou, mesmo, a agregação proteica ocasionam o acúmulo de proteínas dentro da célula, processo conhecido como *degeneração hialina*, em razão de seu aspecto vítreo em cortes histológicos. Esse acúmulo pode gerar a formação de corpúsculos intracelulares. É o caso do corpúsculo hialino de Mallory-Denk, que consiste em agregados de proteínas decorrentes da peroxidação em condições de estresse oxidativo. Esse tipo de corpúsculo é comumente encontrado em hepatócitos de pacientes etilistas, com hepatites virais, esteatose não alcoólica, entre outros casos. Outro corpúsculo que afeta o fígado é o de Councilman-Rocha Lima, que se constituem em hepatócitos e apoptoses encontrados em infecções por hepatites virais e febre amarela. Já os corpúsculos de Russel são agregados de imunoglobulinas encontradas em plasmócitos. Outro exemplo são os corpúsculos de Negri, provenientes de inclusões proteicas do vírus da raiva que se localizam em células neuronais.

Compostos pigmentosos também podem ser acumulados dentro da célula. Os pigmentos podem ser classificados, conforme sua origem, em compostos endógenos e exógenos. Os pigmentos endógenos são produzidos pelo próprio organismo, como são os casos da melanina e da lipofuscina. A melanina, por exemplo, é um pigmento de coloração castanha produzido pelos melanócitos. Tem a função de proteção contra a radiação ultravioleta. Já a lipofuscina é um pigmento de cor castanho-amarelada que se deposita na célula, derivada da peroxidação de lipídeos na presença de radicais livres. Na microscopia, a deposição intracelular de lipofuscina é observada como grânulos acastanhados no citoplasma e está relacionada ao envelhecimento celular.

Por sua vez, os pigmentos de origem exógena são provenientes do ambiente externo e podem ser internalizados pelo organismo via inalação, ingestão ou inoculação. É o caso do carbono derivado da poluição do ar que, pela inalação, deposita-se nos pulmões, deixando-os escuros. As partículas de carbono têm coloração negra e são fagocitadas por macrófagos, nos quais se acumulam intracelularmente, formando grânulos enegrecidos (Figura 4.9). Esse processo recebe o nome de *antracose* e é comumente observado em mineiros, fumantes e pessoas expostas a áreas de poluição do ar.

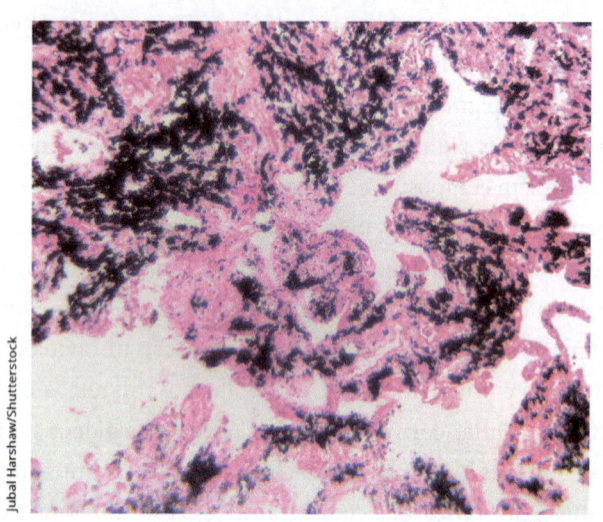

Figura 4.9 – Corte histológico de um pulmão com antracose de um minerador. Os pontos pretos indicam acúmulo de carbono

4.4.2 Processo de calcificação

A calcificação consiste no depósito de sais de cálcio. Em condições patológicas, ela pode ocasionar a disfunção de um órgão ou tecido. É o caso da calcificação vascular, que reduz a elasticidade da parede vascular. Sob microscopia, a deposição de cálcio é observada em forma de agregados esbranquiçados.

Há dois tipos de calcificação: distrófica e metastática. A primeira é caracterizada pela calcificação das regiões lesionadas, como é o caso da calcificação das placas de aterosclerose e de tumores. Já a segunda se constitui no processo de calcificação disseminado no organismo, e não apenas nas lesões, em razão do aumento das concentrações séricas de cálcio no sangue, processo conhecido como *hipercalcemia*.

4.4.3 Aspectos morfológicos da inflamação aguda

A inflamação aguda pode levar a alterações na morfologia tecidual. Entre elas, podemos citar a inflamação serosa, a fibrinosa, a supurativa e a úlcera.

A **inflamação serosa** é caracterizada pela presença de fluido aquoso e límpido, chamado de *efusão*. Esse fluido é pobre em proteínas e em células e pode ser proveniente do soro sanguíneo ou dos líquidos das cavidades do organismo. Um exemplo é a bolha produzida em infecções virais.

Já a **inflamação fibrinosa** consiste no acúmulo do exsudato fibrinoso, com grande presença de fibrina. Apresenta aumento de permeabilidade, o que permite a passagem de macromoléculas, incluindo o fibrinogênio. Ocorre geralmente em cavidades corporais.

Por sua vez, a **inflamação supurativa** apresenta exsudato purulento (pus), com cor amarelo-esverdeada e aspecto cremoso. Esse exsudato tem grande infiltrado de neutrófilos e células necróticas. Os abscessos são causados por infecções bacterianas, que apresentam acúmulo de pus em sua região central, sendo este envolto por tecido. A região central dos abscessos é constituído por células necróticas. Após a cicatrização, a região é substituída por tecido conjuntivo.

Por fim, a **úlcera** é uma lesão superficial com exposição do tecido necrótico e inflamação nas adjacências. Um exemplo são as úlceras pépticas do estômago. Podem ocorrer na pele e nas mucosas.

4.5 Fisiopatologia

A fisiopatologia corresponde à área da patologia que analisa as alterações funcionais em condições patológicas. Dessa forma, para compreender as alterações observadas, os distúrbios funcionais devem ser comparados com a homeostase. Na sequência, vamos avaliar a fisiopatologia de algumas doenças.

4.5.1 Anemia falciforme

Na anemia falciforme, doença genética de caráter hereditário, mutações no gene que codifica a hemoglobina podem causar alterações estruturais na proteína. Tais alterações propiciam a polimerização proteica e afetam negativamente o estado funcional. Nesse caso, a simples substituição pontual de uma base nitrogenada (uma timina por uma adenina) determina a produção do aminoácido valina em substituição ao ácido glutâmico, aminoácido que seria colocado em condições normais. Em consequência da alteração dessa única base na cadeia β, ocorre uma mudança na estrutura molecular da proteína, característica da anemia falciforme. Além disso, essa modificação proteica gera a formação de células afoiçadas irreversíveis, que também podem prejudicar o fluxo sanguíneo. Com isso, a função de transporte do oxigênio pela hemoglobina é afetada (Figura 4.10).

Figura 4.10 – Fisiopatologia da anemia falciforme

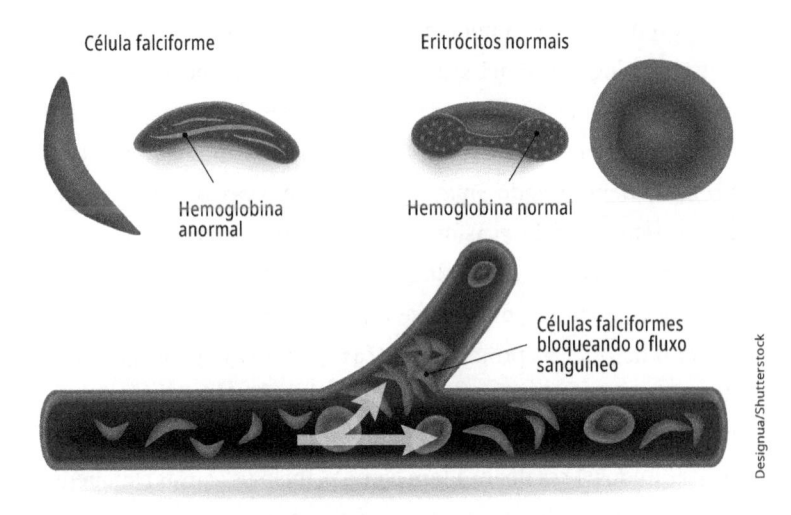

4.5.2 Insuficiência hepática aguda

A insuficiência hepática aguda decorre de agressão aguda ao fígado, que leva à perda da função hepática, incluindo a icterícia, em virtude do aumento da bilirrubina sérica, da coagulopatia e da encefalopatia. Se não tratada, pode causar falência múltipla dos órgãos e, consequentemente, a morte. O fígado tem papel fundamental no metabolismo de lipídeos, na síntese de proteínas, no armazenamento de glicogênio e em outras funções. Por isso, sua falha causa impactos negativos no organismo. As principais causas de insuficiência hepática aguda são as infecções virais e o uso de medicamentos hepatotóxicos, como o paracetamol em quantidades elevadas.

4.5.3 Síndrome nefrótica

A síndrome nefrótica pode apresentar diferentes causas, porém a fisiopatologia é semelhante. Essa doença é caracterizada pelo aumento da permeabilidade dos capilares do glomérulo. Isso faz com que proteínas séricas passem para o filtrado glomerular, processo denominado *proteinúria*. Se esse processo persistir por muito tempo, pode ocasionar hipoalbuminemia, que consiste na baixa concentração de albumina no organismo. Na síndrome nefrótica, portanto, observa-se a perda funcional dos rins, que deixam de reter as proteínas séricas, reduzindo a concentração delas no plasma. Na síndrome nefrótica, pode ocorrer, ainda, hiperlipidemia, mas os mecanismos ainda não foram elucidados pelos estudos. Essa doença tem como principais causas a diabetes, a amiloidose e o lúpus eritematoso sistêmico.

Síntese

Neste capítulo, abordamos os processos patológicos. Vimos que as lesões podem ser reversíveis (quando é possível voltar para o estado normal) ou irreversíveis (quando as células são expostas a um estímulo nocivo que leva à morte celular sem a possibilidade de recuperação). Diante da agressão, as células podem desenvolver respostas adaptativas, como hipertrofia, hiperplasia, atrofia e metaplasia. A morte celular, por sua vez, pode ocorrer por necrose ou apoptose.

Além disso, explicamos que a etiologia corresponde ao estudo das causas das doenças, as quais podem envolver fatores endógenos e exógenos. Entre as causas, podemos citar a ocorrência de fatores genéticos, hipóxia, agentes infecciosos e parasitários, bem como agentes químicos e físicos.

Também tratamos da patogenia, que se dedica ao estudo dos mecanismos envolvidos no desenvolvimento da doença, e avaliamos os mecanismos referentes às doenças infecciosas. A agressão das células leva a alterações morfológicas, entre as quais estão os acúmulos intracelulares de lipídeos, de glicogênio, de proteínas e de pigmentos, além do processo de calcificação e de aspectos morfológicos da inflamação aguda. Por fim, enfocamos a fisiopatologia, que investiga os distúrbios funcionais, e analisamos as alterações das funções desenvolvidas em doenças que afetam o ser humano.

Questões para revisão

1. A próstata é uma glândula exócrina responsável pela produção do líquido prostático, localizada logo abaixo da bexiga, em volta da uretra. Uma das principais doenças que acometem os homens após os 50 anos é o aumento benigno da próstata, caracterizado pela multiplicação do número de células, o que ocasiona o aumento em seu volume. Por consequência, o paciente apresenta problemas urinários, com a compressão da uretra pela próstata aumentada. A adaptação celular descrita corresponde a qual das alternativas?
   a) Metaplasia.
   b) Hiperplasia.
   c) Hipotrofia.
   d) Hipertrofia.
   e) Atrofia.

2. O armazenamento em excesso de moléculas, como lipídeos e pigmentos, no interior das células pode afetar as funções celulares e provocar doenças. Esses compostos que se acumulam podem ter origem endógena ou exógena. Sobre os acúmulos intracelulares, avalie as assertivas a seguir:

I) Na aterosclerose, os macrófagos capturam e acumulam intracelularmente o colesterol depositado nas paredes dos vasos sanguíneos, apresentando aspecto vítreo nos cortes histológicos.

II) O acúmulo de triglicerídeos em hepatócitos causa a esteatose hepática, que pode ser induzida pelo consumo de bebidas alcóolicas, mas também pode ter outras etiologias relacionadas.

III) A antracose pulmonar é causada pelo acúmulo intracelular de carbono proveniente da inalação de ar poluído, sendo caracterizada por manchas de coloração negra no tecido pulmonar.

IV) Na doença de Gaucher, ocorre o acúmulo de lipofuscina em adipócitos e macrófagos, em virtude da inativação da enzima que realiza a metabolização dessa molécula.

Agora, assinale a alternativa que apresenta as assertivas verdadeiras:

a) I e IV.
b) I e II.
c) II e III.
d) I, II e III.
e) II, III e IV.

3. A tuberculose é uma doença infecciosa e contagiosa, transmissível por vias aéreas, sendo considerada um grave problema de saúde pública. No Brasil, os casos da doença têm notificação compulsória aos órgãos de saúde. Com relação à patogenia da tuberculose, identifique como verdadeiras (V) ou falsas (F) as seguintes afirmativas:

   ( ) A tuberculose é causada pela bactéria *Mycobacterium tuberculosis*, que apresenta espículas que interagem com receptores da membrana plasmática da célula hospedeira, especialmente glicoproteínas denominadas *angiotensin converting enzyme*-2 (ACE-2).

   ( ) A bactéria *Mycobacterium tuberculosis* é fagocitada por macrófagos, porém é capaz de escapar e manipular a maquinaria celular.

   ( ) Com a progressão da tuberculose, há a formação de granulomas, principalmente nos pulmões, nos quais pode ocorrer necrose do tipo caseosa.

   ( ) A tuberculose secundária é derivada da reativação da doença com uma nova infecção por prosmatigotas, sendo característica a formação de granulomas epitelioides.

   Agora, assinale a alternativa que apresenta a sequência obtida:

   a) V, V, V, F.
   b) V, F, V, V.
   c) F, V, F, V.
   d) F, V, V, F.
   e) V, F, F, V.

4. A morte celular pode ser resultante de processos fisiológicos, como na regulação das populações celulares, ou de processos patológicos, desencadeados por lesões decorrentes de infecções, hipóxia e outros agravos. Basicamente, a morte celular pode ser dividida em apoptose e necrose. Diferencie essas duas categorias de processos de morte celular.

5. Um grande número de crianças nascem anualmente com anemia falciforme, doença de caráter hereditário caracterizada por uma mutação pontual no gene que codifica a hemoglobina, resultando na troca de um aminoácido, uma valina pelo ácido glutâmico. Considerando o aspecto fisiopatológico da anemia falciforme, disserte sobre os efeitos dessa mutação.

Questões para reflexão

1. No estudo da etiologia das doenças, uma grande variedade de enfermidades pode ser causada por agentes biológicos. Um exemplo é a doença de Chagas, que tem como agente etiológico o protozoário *Trypanosoma cruzi*. Quais são as medidas de prevenção e controle dessa doença?

2. O melanoma é um tipo de câncer de pele que afeta os melanócitos, e um dos principais fatores de risco da doença é a exposição à radiação ultravioleta. Tendo isso em vista, reflita sobre a etiologia do melanoma.

Para saber mais

DACAL, M. del P. O.; SILVA, I. S. Impactos das práticas integrativas e complementares na saúde de pacientes crônicos. **Saúde em Debate**, Rio de Janeiro, v. 42, n. 118, p. 724-735, jul.-set. 2018. Disponível em: <https://www.scielo.br/j/sdeb/a/yHcDzsKdH8phHYGPH7Gsjyd/?format=pdf&lang=pt>. Acesso em: 2 fev. 2022.

Esse artigo apresenta uma reflexão sobre as práticas integrativas e complementares em saúde (Pics) e debate sua aplicação em pacientes com doenças crônicas. Sob essa perspectiva, é importante conhecer a patologia envolvida e seu impacto na vida do paciente.

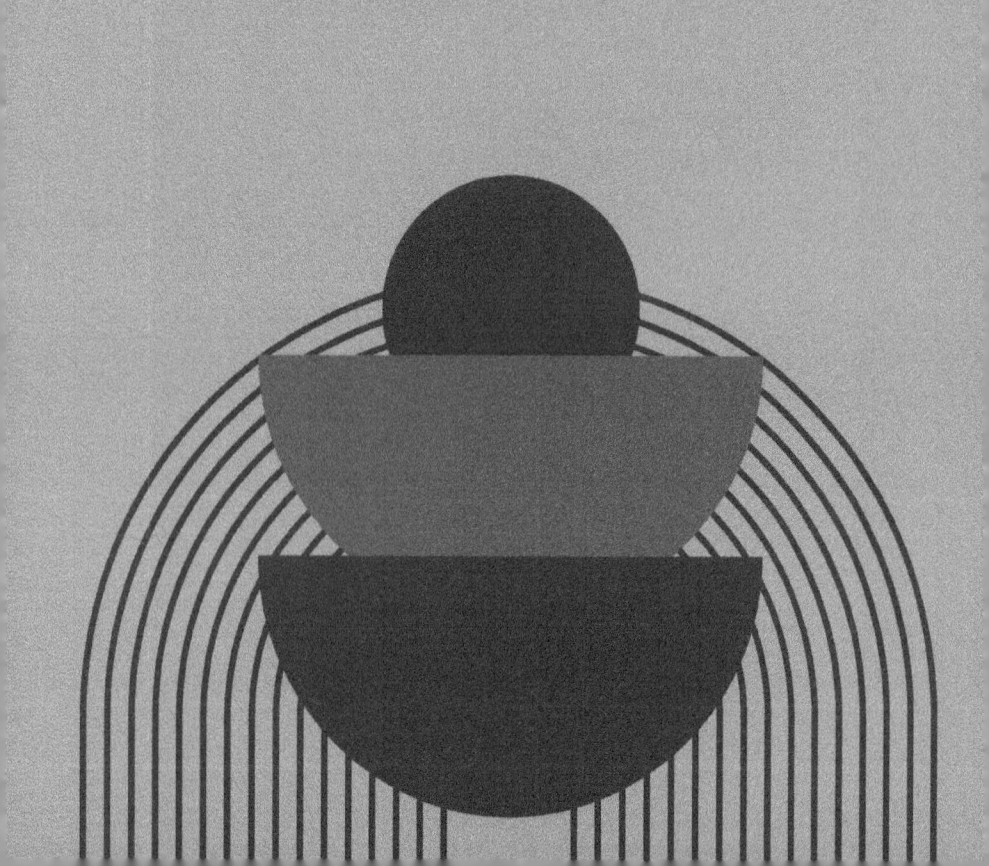

Capítulo 5
Farmacologia

Patrícia Rondon Gallina

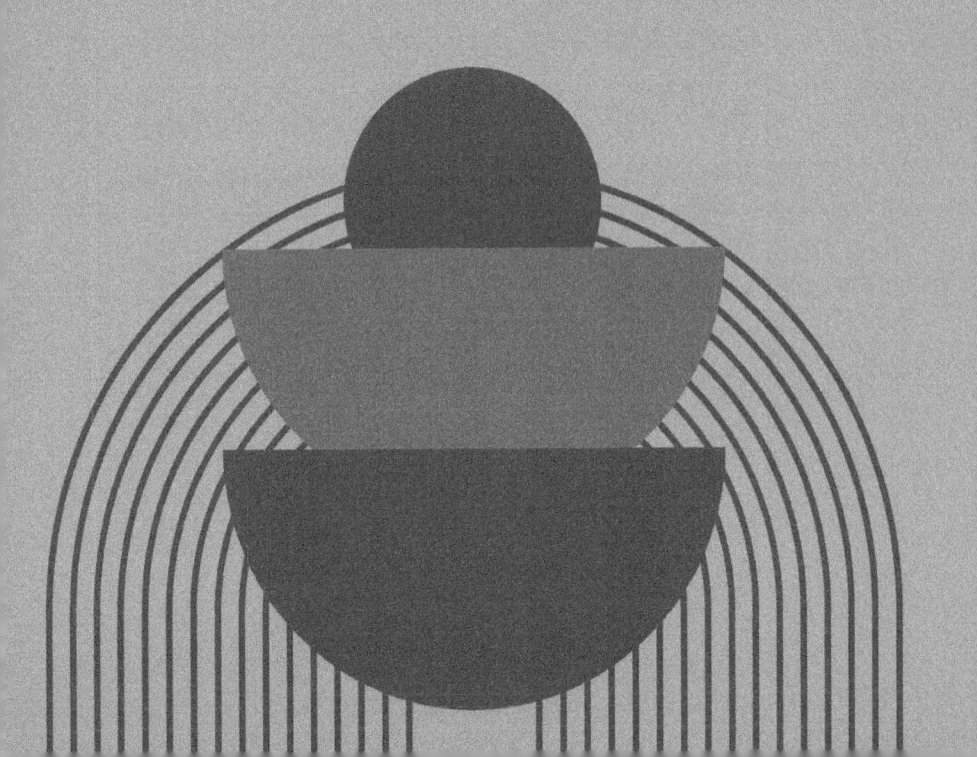

Conteúdos do capítulo

- Fármacos e suas origens.
- Classes de fármacos.
- Farmacocinética e farmacodinâmica.
- Cuidados com os fármacos.
- Interações medicamentosas.

Após o estudo deste capítulo, você será capaz de:

1. definir os conceitos de droga, fármaco e medicamento;
2. reconhecer as diferentes classes terapêuticas, vias de administração e formas farmacêuticas;
3. compreender a relação entre farmacocinética e farmacodinâmica;
4. analisar as necessidades de cuidado no armazenamento de medicamentos;
5. identificar os principais tipos de interações medicamentosas.

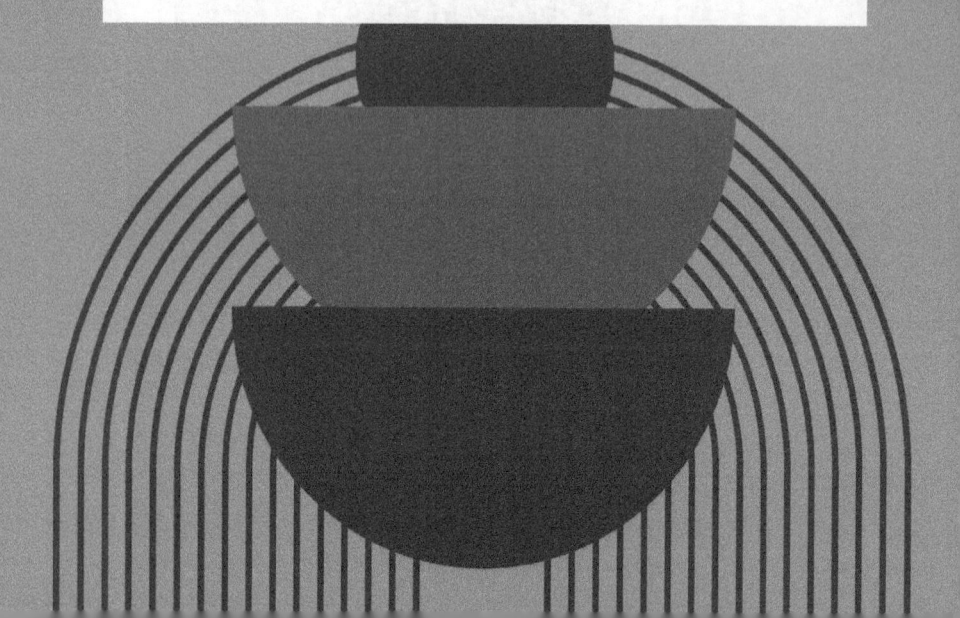

5.1 Fármacos e suas origens

A farmacologia é a ciência responsável por compreender os efeitos de uma substância química nos sistemas biológicos. Nesse cenário, os medicamentos são utilizados como ferramenta fundamental para o diagnóstico, a prevenção e o tratamento de diversas patologias. Portanto, é imprescindível que profissionais da saúde tenham conhecimento dos principais aspectos envolvidos.

Neste capítulo, analisaremos temas centrais da farmacologia, a fim de esclarecermos o mecanismo de ação dos fármacos no organismo, e também abordaremos os fatores capazes de interferir em seu efeito terapêutico.

O ser humano está propenso a buscar alternativas para aliviar e tratar suas doenças físicas e mentais. Por isso, o uso de medicamentos consiste em uma antiga ferramenta. Ao longo da história, os fármacos trilharam caminhos fascinantes, com o potencial de impressionar e impulsionar descobertas científicas, o comércio e a política. Em virtude disso, eles representam uma das principais ferramentas para salvar milhares de vidas.

O relato da utilização de medicamentos data de 30.000 a.C., época na qual substâncias naturais, como as plantas medicinais, eram empregadas para o tratamento de enfermidades. Nesse panorama, o conhecimento das propriedades curativas se dava por tentativa e erro e era disseminado de geração em geração.

Antigos assentamentos humanos, como o de Shanidar e outros pré-históricos, abordavam as doenças em termos sobrenaturais. Assim, os seres humanos desse contexto relacionavam os males a espíritos bons e maus. A mesma lógica era utilizada para os tratamentos de enfermidades e desastres da natureza. Dessa forma, os xamãs (ou "feiticeiros") eram responsáveis por curar as doenças, manipulando "poções mágicas" capazes de corromper a influência dos espíritos maus. O legado das substâncias com poderes sobrenaturais perdurou por muito tempo, e até hoje elas são usadas como ferramentas fundamentais para o tratamento das mais diversas doenças.

Considerado um dos maiores avanços da humanidade, o conceito do efeito gerado por substâncias ativas externas sobre funções biológicas precisou esperar o avanço das civilizações para poder ser explorado, pois foi apenas com o conhecimento da escrita e do sistema de pesos e medidas que a terapia médica racional pôde prosperar.

Quando as civilizações começaram a surgir em vales férteis, como os dos rios Tigre e Nilo, bem como à margem de rios da Índia, a população passou a compreender melhor alguns aspectos da natureza, tais como a forma correta de plantar determinadas sementes. Conhecimentos dessa natureza serviram de base para uma nova construção de pensamento a respeito de cura e doença. Desse modo, no segundo milênio antes de Cristo, povos do Egito e da Mesopotâmia passaram a documentar em papiros e tábuas de argila o início do uso racional de medicamentos. A partir desse período, foi possível notar uma mudança envolvendo tratamentos empíricos e tratamentos espirituais. Pela atuação dos curandeiros empíricos, as preparações medicamentosas passaram a ser manipuladas em formas farmacêuticas utilizadas até os dias de hoje, como pomadas, pílulas, banhos e supositórios.

Foi na Grécia Antiga, no milênio seguinte, que surgiu pela primeira vez o conceito de fármaco (ou *pharmakon*), que fazia referência a feitiço, remédio ou veneno. Foi Hipócrates (460 a.C.-377 a.C.) o responsável por explicar racionalmente as doenças e estimular, por meio do método hipocrático, ajustes de estilo de vida e de dieta. Se seu método falhasse, os médicos prescreviam e preparavam medicamentos para administração ao paciente. No século II d.C., o médico grego Galeno, que na época atuava em Roma, desenvolveu o sistema humoral, que tentava equilibrar o humor de um indivíduo doente por meio do uso de drogas de natureza contrária, abandonando o uso conservador dos medicamentos dos hipocratistas.

O início da Idade Moderna foi marcado pelo Renascimento, e foi na Europa que Paracelso passou a defender os medicamentos quimicamente preparados a partir do uso de substâncias naturais, como plantas medicinais e minerais, o que deu início ao surgimento das ciências farmacêuticas modernas. A partir de então, os processos químicos permitiram que discípulos de Paracelso conseguissem isolar as propriedades curativas de substâncias naturais. À medida que tais processos avançavam, tornava-se possível buscar drogas mais efetivas e palatáveis, deixando de lado as pílulas cobertas de folha de prata ou ouro utilizadas anteriormente para tornar o sabor das formulações mais agradáveis.

Enquanto substâncias eram exploradas mediante processos de destilação nos pequenos laboratórios químicos sob a supervisão dos apotecários (ou boticários), diversos homens exploravam novas terras por intermédio da navegação pelos mares e traziam de suas viagens novas drogas descobertas nas terras recém-exploradas, a exemplo de guaco, ipeca, tabaco, cáscara sagrada e raiz de cinchona. Tempos depois, a disponibilização de novas drogas, bem como o crescente número de livros sobre processos de destilação e de plantas medicinais, exigiu que organizações governamentais e associações farmacêuticas se unissem para padronizar as formulações medicamentosas, por meio da publicação das primeiras farmacopeias.

A difícil tarefa de pesquisar, isolar, identificar e caracterizar novas drogas provenientes de substâncias naturais fascinou os cientistas e pesquisadores, motivando a descoberta de diversas classes farmacológicas. Nesse contexto, à proporção que as pesquisas na área avançavam, também se fazia necessário promover maior aprofundamento em conhecimentos de fisiologia, patologia e química, o que fez com que a farmacologia se tornasse cada vez mais difícil de ser compreendida pelos leigos. Assim, o conhecimento das terapias farmacológicas foi direcionado para os profissionais da saúde.

A farmacologia nasceu em meados do século XIX, caracterizada como a ciência que estuda o efeito dos fármacos no organismo dos seres vivos com base em princípios de experimentação, e não em crenças vigentes – como era comum naquela época. Essa ciência foi difundida em razão da necessidade de melhorar o resultado das intervenções terapêuticas que eram ineficazes no tratamento das patologias.

No início do século XX, a indústria farmacêutica passou por diversos avanços, e novas drogas sintéticas, como os barbitúricos e anestésicos locais, foram desenvolvidas. No mesmo cenário, surgiu a era da quimioterapia antimicrobiana, fato que estabeleceu de vez a farmacologia entre as ciências biomédicas.

O advento da biotecnologia representou uma fonte de novos agentes terapêuticos, como proteínas reguladoras, hormônios, fatores de crescimento, enzimas e anticorpos, produtos que são resultado da engenharia genética. Essa categoria de produtos farmacêuticos à base de terapia genética foi capaz de elevar o tratamento das patologias a outro patamar. Seus princípios de supressão gênica, distribuição e controle de genes funcionais artificiais introduzidos nas células são diferentes das terapias tradicionais baseadas em fármacos comuns e, portanto, não serão abordados neste capítulo.

5.1.1 Fonte de origem dos fármacos

Até o fim do século XIX, os medicamentos tinham como fonte os produtos naturais. Eram utilizadas plantas inteiras ou parte delas, de forma fresca ou dessecada. Tais plantas contavam com substâncias ativas com propriedades terapêuticas ou tóxicas.

Os medicamentos naturais têm como fonte os recursos retirados da natureza, como animais, plantas medicinais e minerais. Como exemplos, podemos citar o fármaco penicilina, oriundo do fungo *Penicillium* spp.; o captopril, originado do veneno de cobra; e a escopolamina, extraída da planta *Atropa belladonna*, popularmente conhecida como *dama-da-noite*.

A síntese química permitiu que a indústria farmacêutica conquistasse independência em relação a suprimentos naturais de fonte limitada. Nesse contexto, surgiram os medicamentos semissintéticos e os sintéticos. Os **semissintéticos** correspondem aos fármacos com moléculas extraídas de fontes naturais, mas que passaram por alguma modificação química em laboratório. A alteração realizada mediante equipamentos laboratoriais é capaz de conferir ao fármaco uma potência maior. Como exemplo dessa classe, citamos a fentanila, cuja atuação é semelhante à da morfina, porém as doses precisam ser menores (entre 10 e 20 vezes) que as administradas com a morfina.

Os medicamentos **sintéticos**, por sua vez, são obtidos por modificações químicas em laboratórios e, embora não contenham em sua estrutura substâncias encontradas naturalmente no meio ambiente, estas podem servir como fonte de inspiração para a síntese dos fármacos sintéticos. Os quimioterápicos são exemplos dessa classe.

Existem, ainda, medicamentos em que se utilizam substâncias que correspondem a estruturas humanas, como as proteínas.

A síntese química de tais substâncias é considerada muito dispendiosa e, portanto, a estratégia para sintetizar as proteínas é recorrer ao DNAc codificador de proteínas, o qual é integrado a plasmídeos e introduzido em células hospedeiras. As proteínas sintetizadas podem ser idênticas ou análogas às proteínas humanas e são empregadas em tratamentos de substituição. O exemplo mais famoso desse tipo de fármaco é a insulina.

5.1.2 Vias de administração

Diversas são as possibilidades para a administração dos fármacos, mas, de modo geral, suas substâncias ativas devem chegar à corrente sanguínea para alcançar seus órgãos-alvo e dar início à função terapêutica. O modo mais fácil para atingir esse objetivo é pela administração por **via intravenosa**, pois o fármaco é injetado diretamente na corrente sanguínea. Além disso, é possível administrar fármacos por meio de injeção **via subcutânea**, **via intradérmica** ou **via intramuscular**, porém, nesses casos, o fármaco deve ser direcionado do local de aplicação até a corrente sanguínea. As quatro vias, juntas, compõem a via parenteral.

Embora as vias de administração injetáveis permitam que a droga chegue ao seu local de ação mais rapidamente, a aplicação dos medicamentos exige conhecimentos específicos a respeito da técnica de administração, pois podem gerar lesões na pele e dor, de acordo com a sensibilidade do paciente. Por esse motivo, a via mais comum de administração de fármacos é a **via oral**. Ainda que esta seja a mais comum atualmente, ela tem algumas desvantagens, tais como a necessidade de atravessar o fígado para chegar à circulação geral. No fígado ocorre o efeito de primeira passagem, que pode reduzir a biodisponibilidade dos fármacos através de sua metabolização. A **via retal**, por sua vez, consegue disponibilizar uma fração do fármaco diretamente na circulação geral por meio da veia porta. A administração de medicamentos por **via sublingual** também é capaz de driblar o efeito de primeira passagem, uma vez que o sangue venoso da mucosa oral chega à veia cava superior. Também é possível encontrar fármacos para administração por **via inalatória**, os quais são capazes de evitar a passagem pelo fígado. Contudo, essa via é restrita a efeito local e, excepcionalmente, a efeito sistêmico. Por fim, alguns medicamentos podem ser aplicados por **via tópica**, caso em que são liberados de forma constante até que atravessem a epiderme e o tecido conectivo subepidérmico, chegando aos capilares sanguíneos. Por fim, existem medicamentos disponíveis para a utilização por **via oftálmica, via otológica, via nasal** e **via vaginal**.

A via de administração de um fármaco determina sua velocidade de absorção. Nesse sentido, pode-se afirmar que os medicamentos aplicados por via intravenosa têm o início de seu efeito terapêutico mais rápido do que o observado na via intramuscular, a qual, por sua vez, tem ação mais rápida que a da via subcutânea. Com relação à via oral, os medicamentos sublinguais são absorvidos mais rapidamente do que as outras formas farmacêuticas tradicionais.

5.1.3 Formas farmacêuticas

As formas farmacêuticas foram desenvolvidas para atender às necessidades de administração dos medicamentos e, também, de quem os utiliza. Como exemplos, podemos citar os comprimidos e as cápsulas, que representam as formas farmacêuticas mais utilizadas pela indústria farmacêutica atualmente. Embora seu uso seja amplo, não é possível administrá-las em crianças pequenas ou pessoas com dificuldades para deglutir. Nesse caso, o mais indicado é recorrer a formas farmacêuticas líquidas, como gotas ou suspensões.

Durante a pesquisa e o desenvolvimento dos medicamentos, é necessário considerar diversos fatores antes de definir a forma farmacêutica. De fato, a via de administração, a solubilidade, a estabilidade química, a farmacocinética, a segurança e a toxicidade são fatores que podem interferir na efetividade do medicamento, de acordo com forma.

Ainda, é possível encontrar diversos medicamentos que têm mais de uma forma farmacêutica disponível. Nessa situação, é preciso avaliar qual forma é a mais indicada para o uso, levando-se em consideração suas vantagens e desvantagens. Medicamentos em formas farmacêuticas sólidas podem ser mais práticos e fáceis de deglutir, pois são capazes de mascarar o sabor desagradável de alguns fármacos. Por outro lado, sua absorção é lenta em comparação com o mesmo medicamento na forma injetável, a qual, no entanto, tem uma aplicação incômoda e, muitas vezes, dolorosa.

A seguir, apresentamos as vias de administração associadas às formas farmacêuticas utilizadas (Allen Jr.; Popovich; Ansel, 2013).

- **Parenteral**
    - Intravenosa: solução e suspensão.
    - Intradérmica: solução e suspensão.
    - Intramuscular: solução e suspensão.
    - Subcutânea: solução e suspensão.

- **Enteral**
    - Oral: comprimido, cápsula, drágea, pastilha, pó para reconstituição, suspensão, solução oral, gotas e xarope.
    - Sublingual: comprimido sublingual.
    - Retal: supositório.

- **Inalatória**
    - Inalatória: aerossol.

- **Tópica**
    - Oftálmica: colírio e pomada oftálmica.
    - Otológica: gotas e pomadas otológicas.
    - Nasal: *spray* e gotas nasais.
    - Tópica: creme, pomada, gel, loção, solução tópica, adesivo e emplastro.
    - Vaginal: creme, pomada, comprimido vaginal e óvulo.

5.2 Classes de fármacos

Na farmacologia, alguns termos são amplamente utilizados. Para uma melhor compreensão deste capítulo, vamos rever a definição de tais termos segundo a Agência Nacional de Vigilância Sanitária (Anvisa, 2020):

- **Droga**: é qualquer substância ativa capaz de interagir com o organismo obtendo resultados positivos ou negativos.
- **Fármaco**: consiste no componente farmacologicamente ativo responsável pelos efeitos terapêuticos do medicamento. Também pode ser chamado de *insumo farmacêutico ativo* ou *princípio ativo*.
- **Medicamento**: representa a forma farmacêutica final, produto acabado que contém o fármaco. Sua segurança e eficácia devem ser comprovadas pela agência regulamentadora do país de origem.
- **Medicamento referência**: é um medicamento inovador que tem qualidade, segurança e eficácia comprovadas. Seu

registro para comercialização deve seguir as normas do órgão federal responsável em seu país de origem.

- **Medicamento genérico**: após o período de patente do medicamento referência, o medicamento genérico pode ser comercializado contendo o mesmo fármaco, na mesma dose, além de ser administrado pela mesma via e com as mesmas indicações e posologias do medicamento referência. Sua segurança e eficácia devem ser comprovadas. Nesse caso, também é necessário promover um teste de bioequivalência, o qual pode ser intercambiável com o medicamento de referência e, até mesmo, substituí-lo.
- **Medicamento similar**: também chamado de *equivalente*, é um produto farmacêutico que segue os moldes do medicamento referência: trata-se do mesmo fármaco, dose, via, indicação e posologia. Por não ser um produto igual ao de referência, pode diferir em características relativas à forma, ao tamanho e ao excipiente.
- **Biodisponibilidade**: faz referência à velocidade e, também, à extensão da absorção de um fármaco. Sua dosagem é determinada por meio de uma curva que correlaciona a concentração em função do tempo.
- **Bioequivalência**: é a unidade que demonstra a equivalência farmacêutica para medicamentos que contenham a mesma biodisponibilidade e forma farmacêutica, bem como a mesma composição em termos qualitativos e quantitativos.

5.2.1 Classes terapêuticas

O desenvolvimento da indústria farmacêutica possibilitou a criação de diversos medicamentos. Com o aumento das possibilidades farmacológicas, fez-se necessário categorizar os medicamentos a fim de agrupá-los conforme características semelhantes. Existem diversas classificações, as quais se dividem de acordo com o mecanismo de ação, a estrutura química ou a classe terapêutica (Figura 5.1). O método de classificação mais frequente é aquele que se baseia na classe terapêutica, pois permite ao profissional de saúde e ao paciente compreender de forma superficial os efeitos gerados pelo medicamento no organismo.

Figura 5.1 – Classes terapêuticas

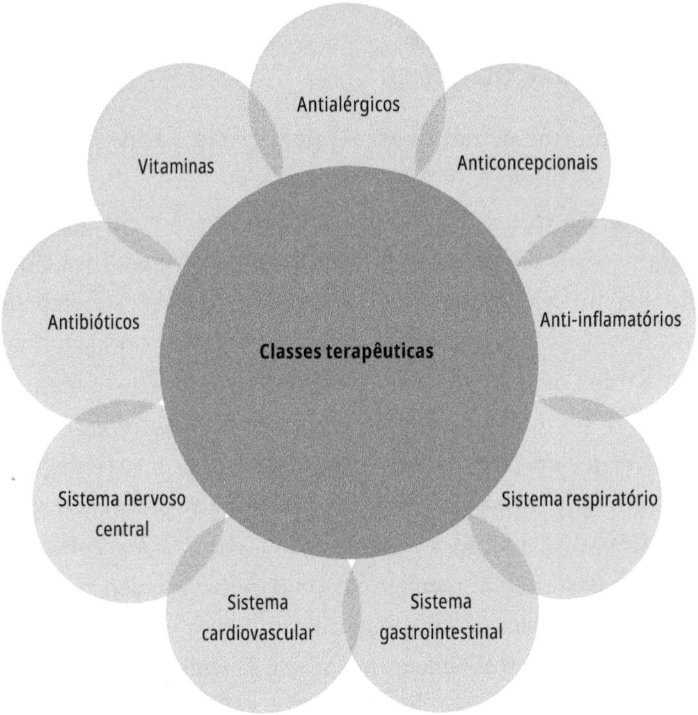

- Antialérgicos
- Anticoncepcionais
- Vitaminas
- Anti-inflamatórios
- Antibióticos
- **Classes terapêuticas**
- Sistema respiratório
- Sistema nervoso central
- Sistema cardiovascular
- Sistema gastrointestinal

Fonte: Elaborada com base em Allen; Loyd, 2015.

5.3 Farmacocinética e farmacodinâmica

Para que um fármaco seja bem-sucedido, ele precisa alcançar seu órgão-alvo em concentrações suficientes para exercer um efeito terapêutico. Porém, o corpo humano utiliza diversas estratégias para lutar contra invasores ou substâncias estranhas. Esse fator dificulta a ação dos fármacos de combater processos patológicos.

Nesta seção, abordaremos a farmacocinética e a farmacodinâmica, subáreas da farmacologia.

5.3.1 Farmacocinética

Para a absorção de fármacos, algumas estratégias para vencer as barreiras fisiológicas devem ser adotadas. Após a absorção de um medicamento, a distribuição é responsável por encaminhar o fármaco até o órgão-alvo através da corrente sanguínea e do sistema linfático. Muitas vezes, é necessário recorrer à metabolização para que o organismo transforme o fármaco em sua forma ativa, a fim de que este alcance o efeito terapêutico, ou inativa, para que, por fim, ele possa ser excretado do organismo.

Para que um medicamento seja capaz de exercer suas funções, é preciso que ele passe pelas etapas da farmacocinética, ou seja, absorção, distribuição, metabolização e eliminação. Portanto, ele deve passar pelas membranas celulares, o que depende das propriedades físico-químicas de cada molécula. A principal barreira que os fármacos podem encontrar é a membrana plasmática, que consiste em uma bicamada lipídica anfipática que pode ser atravessada por meio de difusão passiva, difusão facilitada ou transporte ativo.

5.3.1.1 Absorção

A absorção constitui a etapa em que o fármaco administrado passa do seu local de administração para a circulação sistêmica e, posteriormente, é direcionado ao seu local de ação. Esse processo é diretamente influenciado pela via de administração e pela forma farmacêutica. Comprimidos e cápsulas, por exemplo, precisam ser dissolvidos no trato gastrointestinal para que possam liberar o fármaco a fim de que ele seja absorvido.

Outro fator importante a ser considerado se refere à biodisponibilidade do fármaco. Diversos fatores podem interferir na absorção de um medicamento, reduzindo sua disponibilidade. Como exemplos, podemos citar a síndrome da má absorção, a capacidade metabólica do fígado e do intestino, a estrutura anatômica e fisiológica do paciente, bem como características físico-químicas do medicamento, como grau de ionização, peso molecular e solubilidade lipídica. Nesse contexto, a vascularização do local de aplicação também interfere no índice de biodisponibilidade.

Medicamentos com características de liberação prolongada, controlada ou retardada são desenvolvidos para que a dissolução no trato gastrointestinal seja lenta, podendo durar cerca de 8 horas ou mais. Desse modo, é possível fazer a manutenção do efeito terapêutico de forma prolongada e uniforme.

5.3.1.2 Distribuição

Após a absorção do fármaco, ele é distribuído no organismo através dos líquidos intersticiais e intracelulares, até chegar ao seu alvo de ação. A taxa de liberação e distribuição aos tecidos pode ser influenciada pelo fluxo sanguíneo, pelo débito cardíaco e pela permeabilidade capilar. De modo geral, é possível afirmar que os órgãos internos, os músculos e a pele recebem os fármacos mais lentamente e em menor quantidade, enquanto os rins, o fígado, o encéfalo e os órgãos bem perfundidos recebem mais rapidamente uma fração maior de fármaco.

Embora a placenta seja reconhecida como uma barreira de proteção para o feto, estudos demonstram que este é sujeito aos efeitos farmacológicos dos medicamentos utilizados pela mãe. Por isso, é extremamente importante tomar cuidado com a administração de medicamentos durante o período da gestação, de modo a evitar má formação e anomalias no feto.

5.3.1.3 Metabolização

A grande maioria dos fármacos é lipossolúvel, para que possa ter características que lhe permitam atravessar as membranas plasmáticas. No entanto, tal particularidade não possibilita que tais fármacos sejam facilmente excretados pela urina, a qual apresenta características hidrossolúveis. Em virtude disso, é necessário que os medicamentos passem pelo processo de metabolização para serem eliminados do organismo. Também chamada de *biotransformação*, a metabolização ocorre, geralmente, no fígado, mas também pode acontecer em outros órgãos, como os rins, os pulmões e o trato gastrointestinal.

A biotransformação pode ocorrer com o intuito de produzir metabólitos inativos, facilitando a excreção do fármaco. No entanto, também é possível que ocorra o processo contrário: o organismo produz metabólitos mais ativos, capazes de gerar efeito mais potente e, até mesmo, com propriedades tóxicas, de acordo com a dosagem administrada. Os pró-fármacos, por sua vez, são medicamentos farmacologicamente inativos que devem passar por metabolização no organismo, em que, por hidrólise, se estabelece a ligação de uma amida ou de um éster, de modo a tornar a molécula farmacologicamente ativa. Tal estratégia, utilizada em diversos fármacos, permite aumentar a biodisponibilidade do medicamento.

5.3.1.4 Excreção

Como mencionamos anteriormente, para que um fármaco seja eliminado do organismo, é necessário que ele tenha características hidrossolúveis, do contrário, não haverá compatibilidade com a polaridade da urina. Embora os fármacos possam ser excretados em sua forma inalterada, a grande maioria dos medicamentos é liberada na forma de metabólitos.

Os rins representam a maior via de excreção, mas é possível haver excreção por via pulmonar, para os gases anestésicos, ou pelas fezes, situação na qual ocorre a eliminação de fármacos que não foram absorvidos ou de metabólitos de fármacos que foram excretados na bile e não foram reabsorvidos. Também pode ocorrer excreção através do leite materno. Embora essa não seja uma via de eliminação muito relevante em termos quantitativos, é de extrema importância quando se considera o fato de que os bebês têm pouca capacidade de metabolizar xenobióticos.

5.3.2 Farmacodinâmica

A farmacodinâmica estuda os fatores relativos aos mecanismos biológicos e fisiológicos que envolvem as drogas, tendo em vista que o fármaco interage com o seu receptor para desencadear o efeito farmacológico.

Os receptores fisiológicos são proteínas com as quais o fármaco se liga para gerar o efeito terapêutico. Quando a ligação entre fármaco e receptor é capaz de simular um composto endógeno, esse fármaco é chamado de **agonista**. Já os fármacos capazes de reduzir ou bloquear o efeito de um agonista endógeno, por meio da competição entre agonista e antagonista pelo mesmo receptor, são denominados **antagonistas**.

5.3.2.1 Especificidade, afinidade e eficácia dos fármacos

A força de interação que une o receptor e o fármaco recebe o nome de *afinidade*, que consiste em um fator determinado pela propriedade química da molécula. Tal fator é responsável por estabelecer a especificidade da droga. Quando um medicamento é capaz de se ligar a diversos tipos de receptores, diz-se que ele é pouco específico. Essa característica pode ser importante para ampliar as possibilidades de utilidade clínica do medicamento, mas também pode gerar como resultado diversos efeitos indesejados, quando associado aos receptores indevidos. Os fármacos que interagem com um grupo restrito de receptores são considerados como altamente específicos, o que também resulta em redução de efeitos indesejados, pois eles só exercerão atividade nos receptores adequados.

Por sua vez, a eficácia é determinada pela capacidade de um fármaco ativar seu receptor e desencadear a resposta farmacológica.

5.4 Cuidados com os fármacos

Para que um fármaco seja útil na profilaxia, no diagnóstico, no tratamento ou na cura de uma doença, ele depende de sua capacidade de produzir efeito terapêutico no organismo. Por isso, é necessário que alguns cuidados sejam tomados em relação ao consumo e ao armazenamento dos medicamentos:

- Para garantir a eficácia terapêutica do medicamento, é preciso respeitar a dose e os intervalos preestabelecidos pela posologia.
- Deve-se fazer a ingestão de fármacos sempre utilizando água, e não outras bebidas, pois estas podem interferir por meio da interação medicamento-alimento.
- Para evitar contaminações, é indicado lavar as mãos antes de utilizar os medicamentos e evitar encostar tampas e embalagens nas mucosas ou em feridas.
- Com exceção dos comprimidos sulcados, os medicamentos não devem ser partidos ao meio, para evitar erros de dosagem.
- Antes de fazer uso de um medicamento, deve-se observar se ele está dentro do prazo de validade.
- Os medicamentos devem ser mantidos em sua embalagem original, em local fresco e protegidos da luz. O calor e a umidade podem alterar a estrutura química das moléculas. Por isso, deve-se evitar o armazenamento em locais como banheiro e cozinha.
- Alguns medicamentos exigem a conservação em baixa temperatura, porém é necessário evitar o armazenamento em geladeira, em virtude da variação de temperatura, bem como manter o fármaco afastado do congelador, para evitar o congelamento.
- Deve-se evitar o uso de porta-comprimidos, pois eles dificultam a identificação dos medicamentos, além de não terem a vedação necessária. Portanto, sempre é preferível armazenar os medicamentos em suas embalagens originais.

- É fundamental manter os medicamentos fora do alcance de crianças e de animais de estimação, a fim de evitar intoxicações medicamentosas.
- Para o descarte correto dos medicamentos, deve-se buscar um posto de coleta que realize o gerenciamento de resíduos adequado (postos de saúde, hospitais e farmácias).

Além desses cuidados, os usuários e os profissionais da saúde devem ficar atentos a possíveis reações adversas, devendo relatar para a farmacovigilância qualquer problema relacionado aos medicamentos.

5.4.1 Reações adversas

Reações adversas a medicamentos (RAM) ou efeitos indesejados são eventos nocivos não intencionais que ocorrem pela administração de doses de fármacos prescritas para profilaxia, tratamento ou diagnóstico de doenças. Tais reações podem estar vinculadas a uma série de fatores não farmacológicos, como estilo de vida e alimentação, doenças preexistentes e características genéticas que interferem na resposta farmacológica do medicamento.

As manifestações de RAM mais comuns estão relacionadas ao sistema gastrointestinal, ao sistema imunológico e à pele, mas também podem levar a óbito. Portanto, são consideradas um problema de saúde pública.

As RAMs podem ser assim classificadas:

- **Leves**: em casos leves, o paciente não precisa fazer nenhum tratamento específico. A suspensão da terapia farmacológica também não se faz necessária.
- **Moderadas**: a terapêutica deve ser ajustada, mas não é preciso suspender o uso do fármaco. Esse tipo de RAM está

propenso a tratamentos específicos e pode gerar prolongamento de internações.

- **Graves**: por se tratar de uma manifestação grave, faz-se necessário interromper o tratamento, para não expor o paciente a risco de vida. Além da suspensão do medicamento, é recomendável intervir de modo a evitar incapacidade ou danos permanentes.
- **Letais**: estão relacionadas à morte do paciente, tanto de forma direta como de forma indireta.

5.4.2 Farmacovigilância

Para obter informações a respeito do efeito terapêutico e de reações adversas dos medicamentos, é necessário que eles sejam submetidos a um controle depois de serem lançados no mercado. Por meio dessa ação, pode-se acompanhar o desempenho alcançado, bem como os problemas de caráter fisiológico ou técnico que podem surgir em decorrência do uso.

Por intermédio do programa de farmacovigilância criado em 1992, é possível identificar as reações adversas e outros efeitos imprevistos de medicamentos já comercializados. Isso permite que a indústria farmacêutica realize *recalls*, retirando do mercado medicamentos que possam oferecer risco à saúde da população. Portanto, qualquer intercorrência proveniente da administração de um medicamento deve ser comunicada por profissionais da saúde no canal *on-line* da Notivisa, disponível no *site* da Agência Nacional de Vigilância Sanitária (Anvisa), responsável pela farmacovigilância brasileira. Assim, tais informações poderão ser triadas e avaliadas para que, posteriormente, as providências sejam tomadas.

As informações recebidas alimentam os bancos de dados dos centros mundiais de farmacovigilância e servem como base para estudos de farmacoepidemiologia, por meio dos quais será possível avaliar a relação entre o uso de fármacos e as patologias, determinando se, de fato, eles são eficazes e seguros.

5.4.3 Terapias complementares

Desde a implementação do Sistema Único de Saúde (SUS), a saúde passou a ser considerada um direito de todos, devendo ser garantida pelo Estado; no entanto, o acesso não é igualitário. Diante disso, há uma necessidade de alterar o modelo assistencial, que atualmente é caracterizado especialmente pela assistência médica curativa.

A Política Nacional de Práticas Integrativas e Complementares (PNPIC) tem como objetivo fortalecer o SUS por meio da integralidade, atuando na promoção, prevenção, manutenção e recuperação da saúde de forma humanizada, considerando cada indivíduo em seu contexto de vida.

Embora a implementação das Práticas Integrativas e Complementares em Saúde (Pics) seja lenta, em razão do desafio de capacitar os profissionais de saúde pública nesse campo de atuação, existem 29 Pics autorizadas para implementação no SUS, as quais estão listadas a seguir.

Pics autorizadas no SUS

Acupuntura	Arteterapia	Musicoterapia
Homeopatia	*Ayurveda*	Naturopatia
Fitoterapia	Biodança	Osteopatia
Medicina antroposófica	Dança circular	Quiropraxia
Termalismo	Meditação	Reflexoterapia
Reiki	*Shantala*	Terapia comunitária integrativa
Ioga	Aromaterapia	Constelação familiar
Geoterapia	Imposição de mãos	Terapia de florais
Hipnoterapia	Ozonioterapia	Cromoterapia
Apiterapia	Bioenergética	

Fonte: Elaborado com base em Dacal; Silva, 2018.

Os encaminhamentos para as Pics ocorrem por diversos profissionais, como psicólogos, médicos, enfermeiros, fisioterapeutas e assistentes sociais. Entre as demandas estão queixas de ansiedade, estresse, depressão, dores no corpo, cansaço, insônia, menopausa, inchaço nas pernas e nos pés, constipação, cólicas menstruais, glicemia e pressão arterial elevadas. Estudos indicam que as Pics são capazes de gerar impactos positivos na saúde do usuário de forma isolada ou complementar aos tratamentos farmacológicos.

5.5 Interações medicamentosas

Por definição, interação medicamentosa é um evento clínico que ocorre quando há incompatibilidade farmacêutica ou interação físico-química, bem como interações farmacocinéticas ou farmacodinâmicas com outras drogas ou alimentos. As interações podem ser associadas a fatores como idade, sexo, peso, etnia e vícios como tabagismo e etilismo. Também é possível identificar grupos mais vulneráveis, como pacientes com doenças crônicas (como diabetes e hipertensão), com problemas respiratórios (asma), com insuficiência renal e hepática, com doenças cardíacas, imunossuprimidos, transplantados, crianças, idosos e usuários de polifarmácia.

Características fisiopatológicas não são o único fator determinante para que aconteçam as interações medicamentosas. Alguns fármacos estão mais propensos a gerar interações do que outros. Por isso, é importante que os profissionais da saúde fiquem atentos aos medicamentos com baixo índice terapêutico, como hipoglicemiantes, antineoplásicos, digitálicos, agentes nefróticos e lítio.

5.5.1 Incompatibilidade farmacêutica ou físico-química

A incompatibilidade farmacêutica ou físico-química ocorre antes mesmo de o medicamento ser ingerido, pois, nesse caso, ele vai reagir de alguma maneira com outros componentes da formulação, como solventes e excipientes, ou, até mesmo, com a embalagem na qual está armazenado. Tal incompatibilidade também pode estar relacionada com a natureza química da molécula, que pode ser sensível a aspectos como pH, concentração, solubilidade, luz, oxigênio ou temperatura. A interação pode ser observada de forma imediata ou retardada, de acordo com os fatores ambientais aos quais o medicamento está sujeito.

5.5.2 Interações farmacocinéticas

O fármaco pode também sofrer alterações em ao menos uma das etapas da farmacocinética. Quando um paciente apresenta alterações em sua motilidade intestinal ou no pH gástrico, consequentemente a absorção dos fármacos será alterada e pode, até mesmo, diminuir. Assim, o fármaco não é capaz de atingir os níveis desejados na corrente sanguínea ou tem a absorção aumentada, o que pode resultar em potencialização da droga e gerar efeitos colaterais.

Outro problema que pode ser observado na absorção de medicamentos é a interação com alimentos. Grupos de nutrientes podem formar complexos com os fármacos, impedindo que este exerça sua função terapêutica. A velocidade do esvaziamento gástrico é outro fator que pode alterar a absorção dos medicamentos, o qual está associado à dieta alimentar do paciente.

A distribuição de fármacos se dá por meio de ligação a proteínas plasmáticas no sangue. Quando há uma competição de outros fármacos com a mesma proteína, um deles é deslocado da ligação com a proteína de transporte, aumentando sua fração livre no plasma, o que acarreta aumento do efeito farmacológico e, consequentemente, gera efeitos indesejados.

Quando dois medicamentos disputam o mesmo sítio de metabolização, um deles tem seu metabolismo induzido, ao passo que o outro tem seu metabolismo reduzido. Ou seja, nesse tipo de interação, um fármaco tem seu efeito aumentado, podendo se tornar tóxico, enquanto o outro tem seu efeito reduzido, resultando em falha terapêutica.

Também é possível observar interações entre fármacos que interferem na excreção normal do medicamento. Normalmente, tal efeito surge quando há administração simultânea de fármacos que afetam o pH urinário ou que têm característica de ácido fraco ou base fraca.

5.5.3 Interações farmacodinâmicas

Assim como ocorre nas interações farmacocinéticas, o uso simultâneo de medicamentos com efeitos semelhantes pode resultar em interações farmacodinâmicas. Isso ocorre porque os fármacos disputam o mesmo sítio de ação, gerando respostas farmacológicas aditivas, sinérgicas ou antagônicas.

As **respostas aditivas** estão relacionadas a fármacos que agem nos mesmos receptores ou em um mesmo processo fisiológico, como barbitúricos e benzodiazepínicos. Nesse caso, os dois medicamentos atuam como depressores do sistema nervoso central.

Por sua vez, as **respostas sinérgicas** se referem a fármacos diferentes com ação sequencial. São capazes de potencializar o efeito dos fármacos e, até mesmo, gerar intoxicações. Um efeito clássico desse tipo de interação é a ingestão de bebidas alcoólicas associada ao uso de medicamentos – em especial, os depressores do sistema nervoso central.

Por fim, as **respostas antagônicas** ocorrem pela administração de dois fármacos que têm efeito contrário, resultando em anulação ou diminuição do efeito terapêutico. O exemplo mais comum dessa interação se dá entre contraceptivos orais e antimicrobianos, caso em que este aumenta a atividade enzimática do fígado, que, por sua vez, aumenta a metabolização do contraceptivo oral, comprometendo seu nível plasmático e resultando em perda de eficácia terapêutica. Tal interação também pode ser utilizada como estratégia para controlar intoxicações medicamentosas, por meio da qual é possível administrar um medicamento capaz de anular o efeito tóxico causado por doses excessivas de outro fármaco.

5.5.4 Interações entre medicamentos e fitoterápicos

Embora grande parte da população faça uso de fitoterápicos sem considerar seus possíveis efeitos colaterais à saúde, tais riscos podem existir quando esses medicamentos não são utilizados de maneira adequada ou, ainda, quando seu uso é combinado à ingestão de outros medicamentos. A seguir, apresentamos alguns exemplos de fitoterápicos e de interações que podem ocorrer pelo uso simultâneo das duas substâncias.

- *Allium sativum L.*: pode ser utilizado como coadjuvante nos tratamentos de asma e bronquite crônica, atuando como expectorante. Porém, é contraindicado para pacientes que façam uso de medicamentos anticoagulantes, antiplaquetários, agentes trombolíticos, anti-inflamatórios não esteroidais e anti-hipertensivos, pois a interação pode gerar hemorragias. Pacientes diabéticos também devem ter cuidado ao fazerem uso desse fitoterápico, pois ele é capaz de intensificar o efeito dos fármacos hipoglicemiantes.
- *Panax ginseng C. A. Meyer*: muito utilizado para combater o cansaço mental e a fadiga física, esse fitoterápico deve ser evitado por pacientes que fazem uso de antidepressivos inibidores da monoamina oxidase (IMAO), pois essa combinação é capaz de gerar insônia, tremores e cefaleia. O *ginseng* também é capaz de reduzir o efeito de anticoagulantes e aumentar o risco de sangramento em pacientes que fazem uso de

anti-inflamatórios não esteroidais, ácido acetilsalicílico, clopidogrel e heparina.

- **Hypericum perforatum L.**: embora seja indicado para o tratamento de quadros leves de depressão, esse fitoterápico é capaz de interagir com diversos fármacos que são metabolizados pela enzima citocromo P450, gerando reações adversas graves em virtude da potencialização dos fármacos, como omeprazol, varfarina, teofilina, sinvastatina, midazolam, ciclosporina, nifedipina, carbamazepina, antidepressivos tricíclicos, cafeína, inibidores de protease e inibidores de transcriptase reversa não nucleosídea.

Como podemos perceber, é comum que o uso de fitoterápicos acabe intervindo de alguma forma no uso de outras drogas. Dessa maneira, para garantir a segurança do paciente, é fundamental atentar para o uso de fitoterápicos ou de plantas medicinais.

Síntese

Neste capítulo, abordamos os aspectos técnicos da farmacologia. Ressaltamos que o processo terapêutico de um paciente vai muito além das características farmacológicas do medicamento em uso. Nessa ótica, diversos fatores podem ser decisivos para que a terapia medicamentosa tenha sucesso. Um dos fatores diretamente relacionados à prática clínica e que tem fundamental importância é a adesão do paciente ao tratamento.

Pode-se dizer que o termo *adesão* faz referência ao comportamento do paciente que está de acordo com as recomendações da equipe de saúde, no que diz respeito ao uso de medicamentos ou de alterações em sua dieta alimentar e estilo de vida. Por sua vez, a falta de adesão ocorre quando o paciente segue menos de 80% das recomendações indicadas para a sua terapêutica. É possível determinar os índices de adesão por meio de métodos diretos, como exames bioquímicos, ou de métodos indiretos, concernentes à investigação do uso do medicamento com base em relatos do próprio paciente ou de pessoas próximas.

Pacientes com dificuldades de adesão ao tratamento estão sujeitos à redução da qualidade de vida e de habilidades funcionais ou, até mesmo, à morte prematura. Logo, é de extrema importância que se busque avaliar os motivos que podem estar dificultando essa adesão, motivos estes que podem envolver a força de vontade do paciente ou fatores alheios. Alguns dos principais aspectos relativos à falta de adesão do paciente são: dificuldade de compreender as recomendações escritas ou verbais; falta de habilidade para manusear a técnica de tratamento – como a aplicação de medicamentos por via subcutânea ou pulmonar; dificuldade de seguir o regime terapêutico em razão do elevado número de fármacos envolvidos; e intervalos de uso inapropriados.

Outro aspecto importante a ser levado em consideração diz respeito ao uso racional de medicamentos. Atualmente, é possível encontrar uma gama enorme de possibilidades de medicamentos. Essa grande variedade contribui para o uso indiscriminado, em virtude da facilidade de acesso. O uso indevido dos fármacos pode acarretar diversos problemas de saúde ao usuário, que podem estar relacionados à ocorrência de interações medicamentosas, as quais podem colocar a saúde em risco e levar o paciente a complicações de quadro clínico. Por isso, os profissionais da saúde devem oferecer ao paciente tratamento adequado, ou seja, medicamentos corretos para as condições clínicas, em doses adequadas, pelo tempo necessário e com o menor custo possível.

Questões para revisão

1. Existem diversas formas farmacêuticas disponíveis no mercado atualmente, porém cada uma delas tem uma via de administração adequada. A seguir, relacione cada via de administração à respectiva forma farmacêutica:

    I) Parenteral
    II) Enteral
    III) Inalatória
    IV) Tópica

    ( ) Emplastro e óvulo
    ( ) Aerossol
    ( ) Solução e suspensão
    ( ) Pastilha e supositório

    Agora, indique a alternativa que apresenta a sequência obtida:

    a) I, III, IV, II.
    b) IV, III, I, II.
    c) III, II, IV, I.
    d) II, I, III, IV.
    e) IV, I, II, III

2. Leia a seguinte definição:

    Produto farmacêutico final que contém o fármaco, cuja segurança e eficácia foram comprovadas por agência regulamentadora.

    Ela se refere ao conceito de:

    a) droga.
    b) fármaco.
    c) medicamento.

d) medicamento genérico.
e) medicamento homeopático.

3. Em qual etapa da farmacocinética um fármaco pode se tornar ativo ou inativo?
   a) Absorção.
   b) Distribuição.
   c) Metabolização.
   d) Excreção.
   e) Inicia na distribuição e finaliza na excreção.

4. Por definição, interação medicamentosa é um evento clínico que ocorre quando há incompatibilidade farmacêutica. O que é incompatibilidade farmacêutica?

5. Reações adversas são eventos nocivos não intencionais que ocorrem com a administração de doses de fármacos prescritas para a profilaxia, o tratamento ou o diagnóstico de doenças. Como as reações adversas podem ser classificadas?

Questões para reflexão

1. O uso conjunto de mais de uma droga por um único paciente é capaz de gerar interações medicamentosas relevantes para seu quadro clínico. Nesse sentido, qual é a melhor maneira de realizar o gerenciamento de polifarmácia?

2. É de extrema importância que os medicamentos sejam armazenados adequadamente, a fim de que o efeito farmacológico seja preservado. No entanto, é muito comum observar erros envolvendo essa etapa de cuidados. Reflita a respeito dos cuidados que você toma no momento de armazenar e descartar um medicamento e identifique as etapas que podem ser melhoradas nessa ação.

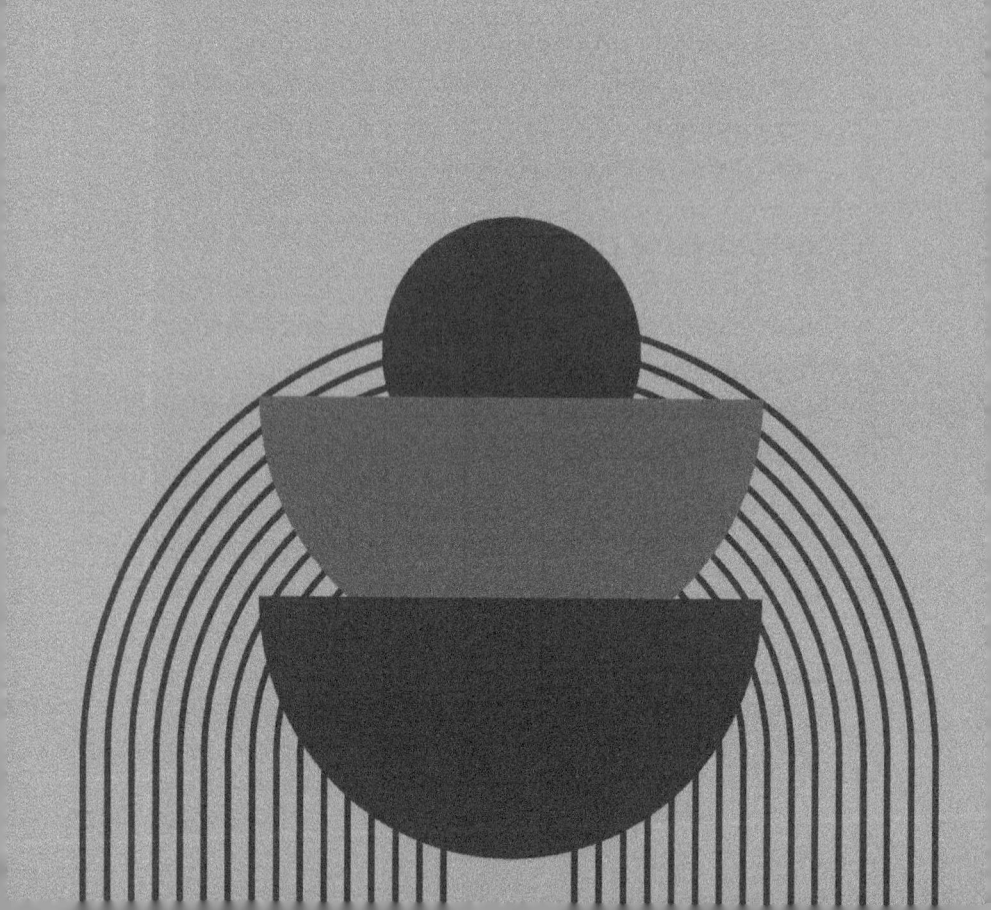

Capítulo 6
Políticas de saúde e órgãos regulamentadores

Izabelle Cristina Garcia Rodrigues e Cristiano Caveião

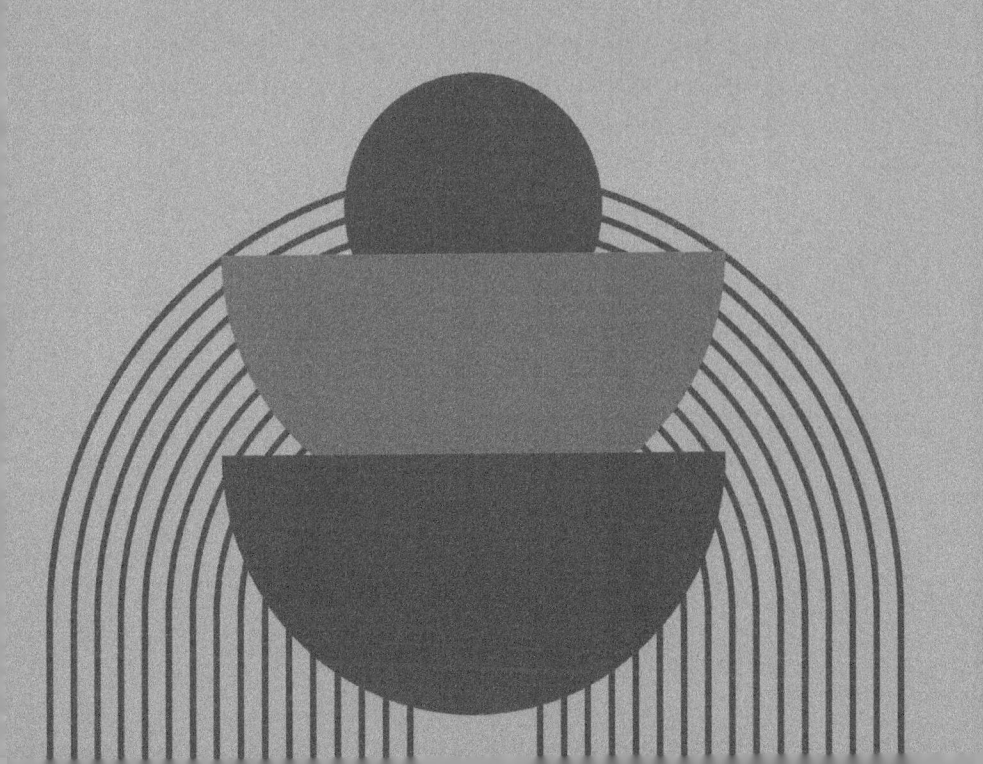

Conteúdos do capítulo

- Sistema Único de Saúde (SUS).
- Política Nacional de Saúde.
- Política Nacional de Práticas Integrativas e Complementares (PNPIC) e Política Nacional de Plantas Medicinais e Fitoterápicos (PNPMF).
- Política Nacional de Atenção Básica.
- Agência Nacional de Vigilância Sanitária (Anvisa).

Após o estudo deste capítulo, você será capaz de:

1. compreender como funciona o Sistema Único de Saúde (SUS), bem como reconhecer seu histórico e suas principais características;
2. identificar as principais políticas nacionais de saúde;
3. analisar a Política Nacional de Práticas Integrativas e Complementares no SUS (PNPIC) e a Política Nacional de Plantas Medicinais e Fitoterápicos (PNPMF);
4. reconhecer a Política Nacional de Atenção Básica (PNAB) e sua inter-relação com as práticas integrativas e complementares em saúde (Pics);
5. refletir sobre a vigilância em saúde, que tem em uma de suas frentes de atuação a Agência Nacional de Vigilância Sanitária (Anvisa), que regula as Pics, entre outras demandas.

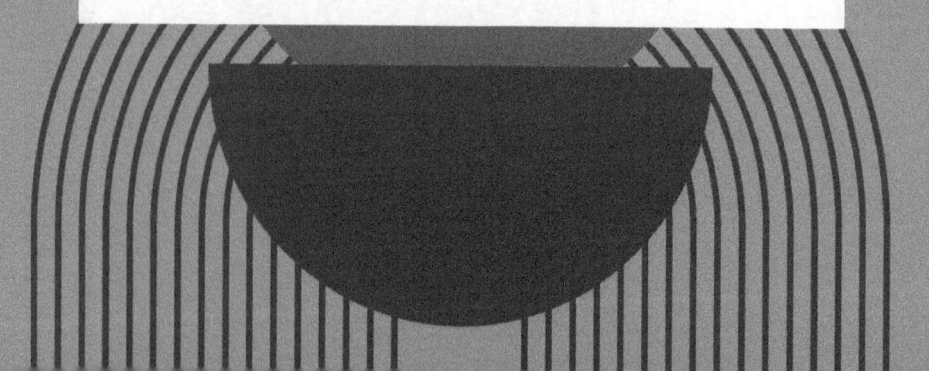

6.1 Sistema Único de Saúde (SUS)

Constantemente, surgem discussões sobre o sistema público de saúde brasileiro, as quais indicam que esse serviço é oneroso aos cofres públicos e que a qualidade dos serviços prestados não é condizente com os custos, o que leva à necessidade de mudar a forma de financiamento ou, até mesmo, a prestação dos serviços. Para compreender as fragilidades do Sistema Único de Saúde (SUS), é preciso conhecer todo o histórico da saúde pública brasileira e verificar como esse órgão foi desenhado e por que ganhou uma característica mais humanitária e social. Com base nessa reflexão, veremos que há mais motivos para defender o SUS do que para criticá-lo.

Por isso, neste capítulo, abordaremos a estrutura do SUS, bem como da saúde pública vigente antes de sua implantação, além das políticas nacionais de saúde (como a da atenção básica), da Política Nacional de Plantas Medicinais e Fitoterápicos (PNPMF), da Política Nacional de Práticas Integrativas e Complementares (PNPIC) e do sistema de vigilância em saúde, que faz parte do SUS e tem um grande impacto na gestão da saúde.

Antes do SUS, o acesso à saúde era restrito a poucos, pois o modelo vigente não tinha caráter universal, uma vez que era atrelado à previdência. Assim, apenas trabalhadores tinham acesso aos serviços de saúde (posteriormente, tais serviços estenderam-se também aos familiares). No contexto histórico de política pública, o Brasil vivia o período do regime militar, o qual tinha herdado um sistema de saúde que atuava com ações divididas entre campanhas para os problemas coletivos e a assistência individual curativa, destinada a poucos. Em paralelo, havia ainda um descontentamento geral com a qualidade dos serviços prestados.

Todos esses fatores (políticos e assistenciais), além da influência internacional, como a Conferência de Alma-Ata (antiga União Soviética), geraram uma grande pressão da população por mudanças no sistema, o que culminou na VIII Conferência Nacional de Saúde, em 1986, que teve como tema principal "A saúde como dever do Estado e direito do cidadão", mas que debateu assuntos relacionados à reformulação do SUS e ao financiamento setorial (Brasil, 2019).

Essa conferência representou o marco do SUS, pois ali iniciava sua estruturação. Muito do que foi definido durante esse encontro foi repassado para a Constituição Federal Brasileira promulgada em 1988, após o término do regime militar.

Na Lei Maior, os arts. 196, 197, 198, 199 e 200 tratam especificamente da saúde. Entre outras atribuições, estes estabelecem os direitos e deveres no âmbito da saúde:

> Art. 196. A saúde é direito de todos e dever do Estado, garantido mediante políticas sociais e econômicas que visem à redução do risco de doença e de outros agravos e ao acesso universal e igualitário às ações e serviços para sua promoção, proteção e recuperação.
>
> Art. 197. São de relevância pública as ações e serviços de saúde, cabendo ao Poder Público dispor, nos termos da lei, sobre sua regulamentação, fiscalização e controle, devendo sua execução ser feita diretamente ou através de terceiros e, também, por pessoa física ou jurídica de direito privado.
>
> Art. 198. As ações e serviços públicos de saúde integram uma rede regionalizada e hierarquizada e constituem um sistema único [...].
>
> Art. 199. A assistência à saúde é livre à iniciativa privada [...].

Art. 200. Ao sistema único de saúde compete, além de outras atribuições, nos termos da lei:
I – controlar e fiscalizar procedimentos, produtos e substâncias de interesse para a saúde e participar da produção de medicamentos, equipamentos, imunobiológicos, hemoderivados e outros insumos;
II – executar as ações de vigilância sanitária e epidemiológica, bem como as de saúde do trabalhador;
III – ordenar a formação de recursos humanos na área de saúde;
IV – participar da formulação da política e da execução das ações de saneamento básico;
V – incrementar, em sua área de atuação, o desenvolvimento científico e tecnológico e a inovação; (Redação dada pela Emenda Constitucional nº 85, de 2015)
VI – fiscalizar e inspecionar alimentos, compreendido o controle de seu teor nutricional, bem como bebidas e águas para consumo humano;
VII – participar do controle e fiscalização da produção, transporte, guarda e utilização de substâncias e produtos psicoativos, tóxicos e radioativos;
VIII – colaborar na proteção do meio ambiente, nele compreendido o do trabalho. (Brasil, 1988)

A regulamentação do SUS se deu por meio da Lei n. 8.080, 19 de setembro de de 1990, que "dispõe sobre as condições para a promoção, proteção e recuperação da saúde, a organização e o funcionamento dos serviços correspondentes e dá outras providências" (Brasil, 1990). Buscando atender aos seus objetivos, a referida lei menciona os princípios e as diretrizes por meio dos quais é possível equiparar as "regras" do sistema de saúde. Vale destacar que, em razão do momento histórico, os princípios do SUS têm um caráter solidário, pois, à época, propunha-se um sistema contrário ao que era praticado. A seguir, o Quadro 6.1 apresenta os princípios doutrinários e organizativos do SUS.

Quadro 6.1 – Princípios e diretrizes do SUS

Princípios básicos do SUS	
Doutrinários	**Organizativos**
Universalidade	Descentralização
Integralidade	Regionalização
Igualdade	Hierarquização
Equidade	Participação da comunidade

Fonte: Busato; Garcia; Rodrigues, 2019, p. 40.

Vamos começar nossa abordagem pelos princípios doutrinários. O princípio da **universalidade** diz respeito ao acesso à saúde, ou seja, o que antes era restrito aos trabalhadores e seus familiares passou a ser disponibilizado para toda a população. O princípio da **integralidade** corresponde a um atendimento de forma integral; assim, o sistema atua na prevenção, no cuidado e no restabelecimento da saúde, considerando os determinantes de saúde[1]. Por sua vez, o princípio da **equidade** está atrelado à justiça social, buscando-se, portanto, igualar as condições diferentes, ou seja, o sistema atua de acordo com a necessidade de cada um. Por fim, a **igualdade** está relacionada à assistência, por meio da qual todos têm direito a atendimento e cuidado, sem preconceito ou privilégios.

---

[1] Os determinantes de saúde referem-se às condições sob as quais as pessoas vivem e trabalham ou, ainda, às características com as quais a vida transcorre, isto é, são os fatores que impactam a saúde dos indivíduos (Quevedo et al., 2017).

Você consegue perceber a diferença entre os princípios de equidade e igualdade? Observe a Figura 6.1, a seguir, para compreender isso melhor.

Figura 6.1 - Diferença entre equidade e igualdade

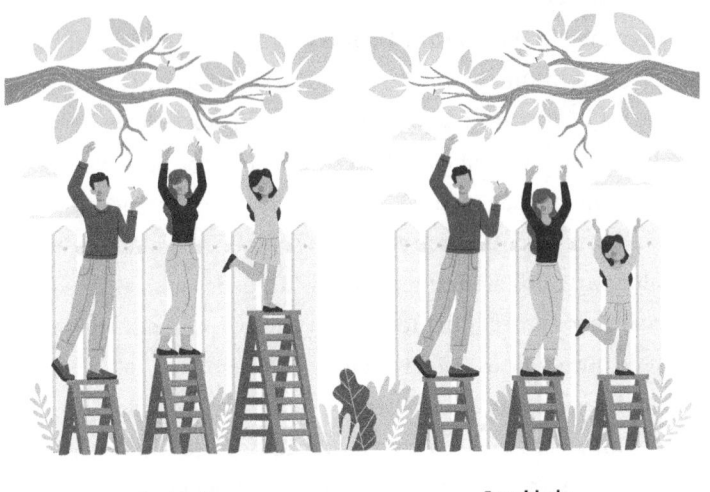

Equidade   Igualdade

mentalmind/Shutterstock

Vejamos agora os princípios organizativos (ou diretrizes organizativas). Antes do SUS, o sistema era centralizado na esfera federal, ou seja, todas as ações dependiam do governo federal. Esse foi um dos motivos de insucesso do sistema de saúde, pois os problemas de saúde são regionais, logo, as decisões sobre as ações a serem realizadas devem ser tomadas por quem está mais próximo das necessidades da população em questão. A mudança para um sistema **descentralizado** permitiu "a distribuição das responsabilidades pelas ações e pelos serviços de saúde para os municípios, tornando as três esferas (federal, estadual e municipal) responsáveis pelo desenvolvimento, pela coordenação, pela implantação e pela avaliação dos programas de saúde" (Solha, 2014a, p. 20), o que fez com que o atendimento às necessidades ficasse mais eficiente.

O princípio da **regionalização** está relacionado à necessidade de determinar as regiões em que cada gestor vai operar. Por sua vez, a **hierarquização** permite organizar a rede de serviços, estabelecendo-se uma classificação dos serviços de acordo com a sua complexidade tecnológica. Assim, temos a atenção básica, que é a porta de entrada da saúde e o componente que concentra a maior parte dos atendimentos. Nas unidades básicas de saúde, são realizados procedimentos de prevenção e promoção da saúde, a fim de que os casos não evoluam e precisem ser alterados para as próximas classificações: média e alta complexidade.

Por fim, o princípio da **participação popular** diz respeito ao intuito de controlar as ações governamentais. Por isso, a população tem o direito de participar das questões que envolvem a gestão da saúde pública, bem como da formulação de políticas ou mesmo do emprego dos recursos financeiros (Solha, 2014a).

Considerando-se o exposto, o SUS corresponde à estrutura esquematizada na Figura 6.2.

Figura 6.2 – Elementos do SUS

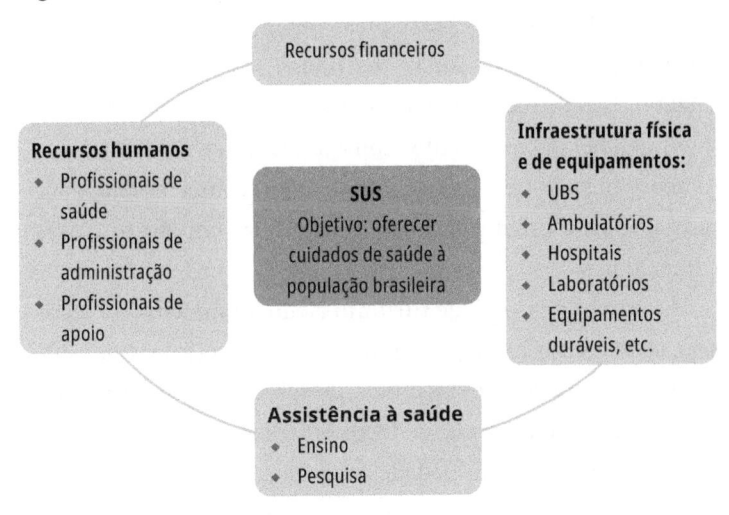

Recursos financeiros

Recursos humanos
- Profissionais de saúde
- Profissionais de administração
- Profissionais de apoio

SUS
Objetivo: oferecer cuidados de saúde à população brasileira

Infraestrutura física e de equipamentos:
- UBS
- Ambulatórios
- Hospitais
- Laboratórios
- Equipamentos duráveis, etc.

Assistência à saúde
- Ensino
- Pesquisa

Fonte: Solha, 2014a, p. 19.

O esquema indica que o SUS atua não apenas na questão da assistência e do cuidado, mas também na promoção e na prevenção de doenças, por meio da pesquisa e da vigilância em saúde. Nesse contexto, ele está presente em todas as vertentes envolvidas com a saúde da população.

6.2 Política Nacional de Saúde

Levando-se em conta o que apresentamos na seção anterior, é possível perceber que a política de saúde já passou por diversas mudanças, certo?

Aqui, vamos analisar as políticas de saúde desde o século XIX. Nesse caso, discutiremos a respeito da falta de políticas de saúde, visto que em 1800 o Brasil enfrentava diversos problemas nessa área, mas nenhuma ação era realizada para contê-los.

As primeiras políticas surgiram em 1808, com o objetivo de proteger a família real portuguesa que estava vindo ao Brasil. Logo, ações sanitárias foram realizadas nos portos, para minimizar o risco de contágio. Foi apenas no período imperial (1822) que medidas mais eficientes começaram a ser implementadas. As ações tinham como principais objetivos combater as doenças pestilenciais e promover medidas sanitárias em portos e áreas comerciais.

As próximas ações que surtiram efeito foram feitas no século seguinte, com o médico sanitarista Oswaldo Cruz, que tinha ainda o mesmo desafio dos anos anteriores: acabar com doenças pestilenciais, como malária, febre amarela e varíola. Para isso, ele instaurou a obrigatoriedade da vacina, o que não repercutiu muito bem na sociedade, visto que a maioria das pessoas desconhecia os benefícios dessa intervenção.

Assim, tal política foi revista, e a obrigatoriedade deixou de existir, mas os "abusos" nas práticas de saúde[2] tiveram sucesso, e o número de doentes reduziu expressivamente. Diante disso, a população se rendeu à campanha de vacinação e, desde então, não foi mais preciso obrigar as pessoas a aderir a essa prática. Carlos Chagas foi outra importante figura na história da saúde pública, uma vez que suas campanhas de educação em saúde (principalmente com ações voltadas para medidas sanitárias) foram bem-sucedidas. Até hoje a política de saúde vem se adaptando às necessidades da sociedade (Moreira, 2018).

As próximas alterações significativas ocorreram por volta de 1920, com a implementação das Caixas de Aposentadorias

---

2 Destaca-se que os abusos praticados não eram apenas na obrigatoriedade de aderir à campanha de vacinação, mas também no trato com as pessoas e nas ações praticadas para a higienização dos ambientes.

e Pensões (CAPs), por meio da Lei Eloy Chaves, que garantia aos assegurados o acesso à assistência médica individual. Tais garantias foram criadas inicialmente para os trabalhadores das ferrovias, em virtude dos altos índices de adoecimento e mortes, mas no decorrer dos anos foram ampliadas para outras categorias (na indústria portuária, na navegação marítima etc.).

Em 1933, ocorreu a inclusão dos trabalhadores das categorias dos bancários, dos comerciários e dos industriários, por meio dos Institutos de Aposentadorias e Pensões (IAPs). Em 1960, as CAPs e os IAPs se fundiram, a fim de padronizar os valores de contribuição e de qualidade de atendimento, pois havia muita desconfiança em relação à divergência dos serviços prestados entre as categorias. Nesse contexto, foi criado o Instituto Nacional de Previdência Social (INPS). Em 1973, surgiu a necessidade de separar os benefícios da assistência previdenciária dos referentes à assistência à saúde e, assim, foi fundado o Instituto Nacional de Assistência Médica da Previdência Social (Inamps), que findou em 1993 com a consolidação do SUS (Westin, 2019).

Você consegue perceber como as políticas de saúde foram se desenhando ao longo dos anos de acordo com a necessidade da sociedade? Observe, na Figura 6.3, um resumo da evolução histórica das políticas públicas de saúde no Brasil.

Figura 6.3 – Evolução histórica das políticas públicas de saúde no Brasil

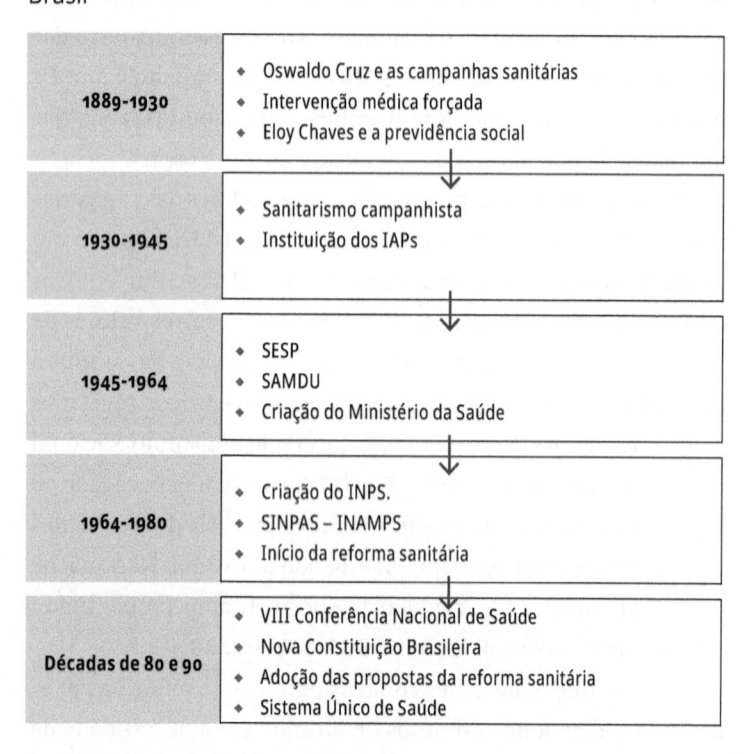

1889-1930	• Oswaldo Cruz e as campanhas sanitárias • Intervenção médica forçada • Eloy Chaves e a previdência social
1930-1945	• Sanitarismo campanhista • Instituição dos IAPs
1945-1964	• SESP • SAMDU • Criação do Ministério da Saúde
1964-1980	• Criação do INPS. • SINPAS – INAMPS • Início da reforma sanitária
Décadas de 80 e 90	• VIII Conferência Nacional de Saúde • Nova Constituição Brasileira • Adoção das propostas da reforma sanitária • Sistema Único de Saúde

Fonte: Busato; Garcia; Rodrigues, 2019, p. 26.

As ações iniciais ocorreram em prol da chegada da família real; as subsequentes mudanças significativas foram motivadas pelo comércio; as seguintes, pelo adoecimento dos trabalhadores. A partir desse ponto, tiveram início as pressões populares por um aumento no acesso à saúde. Lembra-se de que anteriormente mencionamos que o sistema de saúde tinha um caráter curativo sem caráter universal?

Pois bem, esse panorama mudou em virtude das pressões populares que culminaram no desenho do sistema de saúde atual, exposto na VIII Conferência Nacional de Saúde. Com base no exposto, concluímos que as políticas são modificadas conforme a sociedade entende ser necessário alterá-las (obviamente, esse não é o único fator). Por isso, a participação popular (uma das diretrizes do SUS) é tão importante e defendida nesse contexto.

Após a implementação do SUS, novas políticas de saúde foram criadas, a fim de continuar atendendo às demandas da sociedade. Entre essas novas políticas, surgiram a Política Nacional de Práticas Integrativas Complementares (PNPIC) e a Política Nacional de Plantas Medicinais e Fitoterápicos (PNPMF), das quais trataremos a seguir.

6.3 Política Nacional de Práticas Integrativas e Complementares (PNPIC) e Política Nacional de Plantas Medicinais e Fitoterápicos (PNPMF)

A PNPIC e a PNPMF foram promulgadas em 2006, porém, muito antes de se tornarem políticas, o assunto já se encontrava em pauta no cenário mundial, como pode ser observado na linha do tempo apresentada na Figura 6.4.

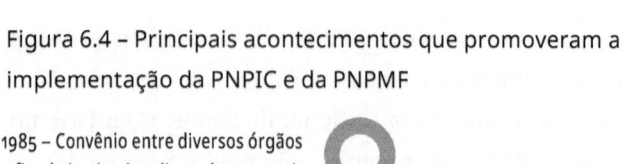

Figura 6.4 – Principais acontecimentos que promoveram a implementação da PNPIC e da PNPMF

1985 – Convênio entre diversos órgãos a fim de institucionalizar a homeopatia.

1986 – 8ª CNS aborda a inserção de práticas alternativas de saúde.

1988 – Comissão Interministerial de Planejamento e Coordenação (Ciplan) fixa normas e diretrizes para o uso de homeopatia, acupuntura e fitoterapia

1996 – 10ª CNS incorpora ao SUS práticas como fitoterapia, acupuntura e homeopatia.

1999 – Inclusão de consultas de homeopatia e acupuntura na tabela de procedimentos do Sistema de Informações Ambulatoriais (SIA/SUS)

2005 - Decreto presidencial de 17 de fevereiro de 2005 cria o Grupo de Trabalho para elaboração da PNPMF.

2006 - Publicação da PNPIC e da PNPMF

2017 e 2018 - Ampliação de 24/11: as práticas foram adotadas no catálogo do SUS, totalizando 29 práticas

Fonte: Elaborado com base em Brasil, 2006.

Conforme pode ser observado na figura, há muito tempo as terapias alternativas e complementares se fazem presentes nas discussões de políticas de saúde, mas apenas nos últimos anos é que foram implementadas e aceitas como práticas de saúde no rol de procedimentos do SUS. Quando consideramos a riqueza da biodiversidade existente no país, podemos concluir que essa aceitação foi demorada. Entretanto, tais práticas têm se mostrado muito promissoras, visto que, em 2017, o SUS registrou mais de 1,4 milhão de atendimentos e, em 2018, 2,1 milhões. Vale destacar que o número de terapias medicinais não convencionais foi ampliado em 2017 pelo SUS, e talvez esse seja o motivo para o aumento tão expressivo em apenas um ano (Cristina et al., 2019). Atualmente, o SUS oferece os seguintes serviços:

Apiterapia – Utiliza produtos das abelhas como a apitoxina, geleia real, pólen, própolis, mel e outros.

Aromaterapia – Uso de concentrados voláteis extraídos de vegetais, os óleos essenciais promovem bem-estar e saúde.

Constelação familiar – Técnica de representação espacial das relações familiares que permite identificar bloqueios emocionais de gerações ou membros da família.

Bioenergética – Visão diagnóstica aliada à compreensão do sofrimento humano, adota a psicoterapia corporal e exercícios terapêuticos. Ajuda a liberar tensões do corpo e facilita a expressão de sentimentos.

Cromoterapia – Utiliza as cores nos tratamentos das doenças com o objetivo de harmonizar o corpo.

Geoterapia – Uso da argila com água que pode ser aplicada no corpo, em ferimentos, cicatrização, lesões, doenças osteomusculares.

Hipnoterapia – Conjunto de técnicas que pelo relaxamento e concentração induz a pessoa a alcançar um espaço de consciência aumentado que permite alterar comportamentos indesejados.

Imposição das mãos – Imposição das mãos próximo ao corpo da pessoa para transferência de energia. Promove bem-estar, diminui estresse e ansiedade.

Além de outras como: homeopatia, terapia de florais, ayurveda, medicina tradicional chinesa, medicina antroposófica, fitoterapia, biodança, dança circular, meditação, musicoterapia, naturopatia, osteopatia, quiropraxia, reflexoterapia, reiki, shantala, terapia comunitária integrativa, termalismo social/crenoterapia e ioga. (Cristina et al., 2019)

Mas o que dispõem essas políticas e como foram elaboradas? De acordo com Martins, Bôas e Rocha (2015, p. 281), elas constituem

> um instrumento que reúne as diretrizes do SUS e uma proposta inovadora que, de um lado respeita práticas de saúde não convencionais e, por outro, traz uma concepção ampliada do processo saúde-doença, visto que reconhece o importante papel do usuário do serviço como ator e participante desta dinâmica.

A política de saúde aponta a relação do uso da medicina não convencional com a promoção da saúde e a prevenção de doenças. Por isso, tal política está vinculada à atenção básica de saúde (com 78% dos atendimentos de medicina não convencional pelo SUS, seguidas da média e alta complexidade, com 18% e 4%, respectivamente) (Fiocruz, 2020). Além disso, as políticas apresentam as diretrizes e linhas de cuidado, além de dispor sobre a importância do uso racional e seguro de plantas medicinais e fitoterápicos, a relevância do desenvolvimento tecnológico e inovador para a cadeia produtiva da área e a sensibilização para o uso sustentável da biodiversidade brasileira. Entre os objetivos e as diretrizes da PNPIC, encontram-se os listados no Quadro 6.2.

Quadro 6.2 – Objetivos e diretrizes da PNPIC

Objetivos da PNPIC	Incorporar e implementar as Pics no SUS, para atuar na prevenção de agravos e na promoção e recuperação da saúde, com ênfase na atenção básica.
	Contribuir para um sistema de saúde mais resolutivo e ampliar o acesso à medicina não convencional.
	Promover a racionalização das ações de saúde, estimulando alternativas inovadoras e socialmente contributivas ao desenvolvimento sustentável de comunidades.
Diretrizes da PNPIC	Estimular a participação social.
	Estruturar e fortalecer a atenção em Pics no SUS.
	Desenvolver estratégias de qualificação em Pics para profissionais do SUS, em conformidade com os princípios e as diretrizes estabelecidos para a educação permanente.
	Divulgar e informar os conhecimentos básicos das Pics para profissionais de saúde, gestores e usuários do SUS, considerando as metodologias participativas e o saber popular e tradicional.
	Estimular as ações intersetoriais, buscando parcerias que propiciem o desenvolvimento integral das ações.
	Prover o acesso a medicamentos homeopáticos e fitoterápicos na perspectiva da ampliação da produção pública, assegurando as especificidades da assistência farmacêutica nesses âmbitos na regulamentação sanitária.
	Garantir o monitoramento da qualidade dos fitoterápicos pelo Sistema Nacional de Vigilância Sanitária (SNVS).

Fonte: Elaborado com base em Brasil, 2020.

As políticas contemplam, ainda, a questão da inclusão e do desenvolvimento social, além de destacarem a agricultura familiar como um dos pontos de atenção, a fim de promover a produção dos insumos fitoterápicos. Entretanto, infelizmente, este continua sendo um aspecto que merece cuidado, visto que os incentivos para tal não são uma realidade no país, o que pode ser reflexo da falta de estímulos da parte dos acadêmicos. Muitos deles ainda são adeptos exclusivamente da medicina científica, ou seja, acreditam que a medicina não convencional deve ser desestimulada e combatida. Por exemplo, o Conselho Federal de Medicina, em 2018, emitiu um comunicado alegando que as práticas não convencionais não tinham resultados comprovados cientificamente e que a indicação destas por parte dos médicos estava proibida. Felizmente, a prática cotidiana tem se mostrado eficiente e ganha novos adeptos a cada ano, o que faz com que a pressão popular aumente para expandir ainda mais as políticas de saúde (Martins; Bôas; Rocha, 2015; Cristina et al., 2019).

O Ministério da Saúde alerta para a combinação das práticas convencionais com as não convencionais, destacando que "as Práticas Integrativas e Complementares não substituem o tratamento tradicional. Elas são um adicional, um complemento no tratamento" (Brasil, 2020).

Em virtude do viés promissor das PICs na promoção da saúde e na prevenção de doenças, o Ministério da Saúde atrelou a destinação de recursos ao Piso da Atenção Básica (PAB), da seguinte forma:

> o pagamento é realizado pelo piso da atenção básica (PAB) fixo (per capita), ou por PAB variável, que corresponde ao pagamento por equipes de saúde da família, agentes comunitários e núcleos de saúde da família, ou ainda o programa de melhoria do acesso e da qualidade (PMAQ). Dessa forma, os procedimentos ofertados através da Portaria nº145/2017 estão dentro do financiamento do PAB e não geram recursos por produção. Alguns outros, específicos, são financiados pelo bloco da Média e Alta Complexidade. (Brasil, 2020)

Assim, o investimento destinado às Pics fica a critério de cada gestor, para aplicá-lo conforme as necessidades locais. Logo, o município é responsável pela contratação dos profissionais, bem como pela definição de quais práticas ofertar.

> **Para saber mais**
>
> BRASIL. Ministério da Saúde. Secretaria de Atenção à Saúde. Portaria n. 145, de 11 de janeiro de 2017. **Diário Oficial da União**, Brasília, DF, 13 jan. 2017. Disponível em: <https://www.in.gov.br/materia/-/asset_publisher/Kujrw0TZC2Mb/content/id/20581305/do1-2017-01-13-portaria-n-145-de-11-de-janeiro-de-2017-20581242>. Acesso em: 2 fev. 2022.
>
> Consulte a Portaria n. 145/2017 e saiba mais sobre o assunto.

6.4 Política Nacional de Atenção Básica (PNAB)

A Política Nacional de Atenção Básica (PNAB) foi instituída em 2011 por meio da Portaria n. 2.488 e revista em 2017 pela Portaria n. 2.436 (Brasil, 2017). Nela consta a revisão de diretrizes e normas para a organização da Atenção Básica para a Estratégia Saúde da Família (ESF) e o Programa de Agentes Comunitários de Saúde (Pacs). Assim, a PNAB evidencia como ponto central da saúde a atenção básica, conceituada como um conjunto de ações que visam à promoção da saúde e à prevenção de agravos e de doenças. Tais ações estimulam a prática do cuidado integrado, o que não diz respeito somente à equipe de profissionais da saúde, mas também à família e ao indivíduo. Cada um tem, pois, suas responsabilidades para a manutenção da qualidade de vida. Desse modo, a PNAB se torna a principal referência dos usuários de saúde e, por intermédio das unidades básicas de saúde (UBSs), corresponde à porta de entrada para a saúde pública, sendo a responsável pelo direcionamento às outras instâncias de cuidado e assistência, por meio das redes de atenção[3]. Nesse sentido, a atenção básica deve estar à disposição de toda a população de forma gratuita e atenta aos determinantes de saúde regionais (Solha, 2014a; Brasil, 2017).

A PNAB tem como princípios: a **universalidade**, que se refere ao acesso universal à saúde; a **integralidade**, que corresponde à questão de um cuidado integral, mesmo que por meio de outras instâncias de complexidade; e a **equidade**, que diz respeito ao interesse em "ofertar o cuidado, reconhecendo as diferenças nas condições de vida e saúde e de acordo com as necessidades das pessoas, considerando que o direito à saúde passa pelas diferenciações sociais e deve atender à diversidade" (Brasil, 2017).

As diretrizes dispostas na Portaria n. 2.436/2017 são:

- **Regionalização e hierarquização**: o texto legal menciona a importância da criação de recortes espaciais para tornar mais eficiente o processo de planejamento e organização das ações de saúde; já a hierarquização indica as redes de atenção em saúde (RAS) para auxiliar no processo de assistência e

---

[3] "As redes ou sistemas de atenção à saúde (RAS) constituem arranjos organizativos de ações e serviços de saúde, de diferentes densidades tecnológicas, que integradas por meio de sistemas de apoio técnico, logístico e de gestão, buscam garantir a integralidade do cuidado" (Brasil, 2022).

cuidado, a fim de organizá-las por meio de fluxos e referências estabelecidos.
- **Territorialização e adstrição**: estão relacionadas ao planejamento, à programação descentralizada e ao desenvolvimento "de ações setoriais e intersetoriais com foco em um território específico, com impacto na situação, nos condicionantes e determinantes da saúde das pessoas e coletividades que constituem aquele espaço e estão, portanto, adstritos a ele" (Brasil, 2017).
- **Cuidado centrado na pessoa**: remete ao cuidado próprio, ou seja, trata-se de propiciar a oportunidade de as pessoas desenvolverem aptidões para gerir a própria saúde – responsabilização para consigo mesmo.
- **Resolutividade**: refere-se à capacidade de o sistema de saúde possibilitar a resolução da "grande maioria dos problemas de saúde da população, coordenando o cuidado do usuário em outros pontos da RAS, quando necessário" (Brasil, 2017).

Buscando-se atender aos princípios e às diretrizes estabelecidos na PNAB, foram criadas as UBSs, que, apesar de terem em seu nome a palavra *básica*, apresentam um extenso rol de procedimentos e ações em saúde, tais como aplicação de vacinas, curativos, ações para a promoção da saúde e prevenção de agravos. Assim, em virtude de sua atividade, elas são o principal elo com a população. Para isso, as UBSs podem atuar com dois padrões de atendimento: o primeiro é denominado *essencial*, que corresponde às ações e aos procedimentos básicos "relacionados a condições básicas/essenciais de acesso e qualidade na Atenção Básica" (Brasil, 2017); o segundo é chamado de *padrão ampliado* e remete às estratégias realizadas para elevar o acesso e a qualidade da Atenção Básica em Saúde (ABS), considerando-se o território e suas especificidades.

As UBSs devem estruturar duas equipes para a ESF, com profissionais já elencados na PNAB. A primeira equipe deve ser mais enxuta e conter profissionais da área médica, de enfermagem (nesse caso, também técnicos e auxiliares), odontólogos e técnicos de saúde bucal, bem como agentes comunitários de saúde e de combate a endemias. A segundo equipe deve ser mais completa, ou seja, comportar diferentes profissionais de saúde, o que a torna mais interdisciplinar. Esta é denominada Núcleo Ampliado de Saúde da Família e Atenção Básica (Nasf-AB). A equipe do Nasf deve ser composta de acordo com a necessidade da comunidade. Assim, cabe ao gestor definir os profissionais que devem integrar esse grupo, entre os quais estão os profissionais da medicina não convencional, além dos relacionados a seguir:

> Assistente Social; Profissional/Professor de Educação Física; Farmacêutico; Fisioterapeuta; Fonoaudiólogo; Médico Ginecologista/Obstetra; Médico Homeopata; Nutricionista; Médico Pediatra; Psicólogo; Médico Psiquiatra; Terapeuta Ocupacional; Médico Geriatra; Médico Internista (clínica médica), Médico do Trabalho, Médico Veterinário, profissional com formação em arte e educação (arte educador) e profissional de saúde sanitarista. (Brasil, 2017)

Com relação ao financiamento da atenção básica, determinou-se que ela conta com a participação das três instâncias governamentais, sendo que inicialmente foram criados seis blocos para repasse: atenção básica; atenção de média e alta complexidade; assistência farmacêutica; vigilância em saúde; gestão do SUS; investimento nas redes e nos serviços de saúde. Esse modelo apresentou fragilidades, uma vez que "engessava" os recursos ao limitá-los ao bloco a que estavam destinados. Assim, se uma demanda urgente exigisse mais verbas (por exemplo, o combate à dengue), mas o dinheiro de outro bloco de vigilância já estivesse comprometido, não seria possível fazer uso desse recurso. Por isso, em 2017, houve uma alteração nos blocos de investimento, que de seis passaram para apenas dois:

1. **Investimento**: montante destinado às verbas para "a aquisição de equipamentos voltados para a realização de ações e serviços públicos, obras de construções novas utilizadas para a realização de ações e serviços públicos de saúde e obras de reformas e/ou adequações de imóveis já existentes utilizados para ações e serviços da saúde pública" (Busato; Garcia; Rodrigues, 2019, p. 111).
2. **Custeio**: "I – a manutenção da prestação das ações e serviços públicos de saúde e II – funcionamento dos órgãos e estabelecimentos responsáveis pela implementação das ações e serviços públicos em saúde" (Busato; Garcia; Rodrigues, 2019, p. 112).

Quadro 6.3 – Blocos de repasse de recursos

INVESTIMENTO	CUSTEIO
Destina-se ao financiamento de equipamentos, obras ou reformas de unidades de saúde	Refere-se aos custos com manutenção e implementação de ações e prestação de serviços da saúde pública

Fonte: Elaborado com base em Busato; Garcia; Rodrigues, 2019.

Até esse momento, as transferências eram realizadas conforme a população, utilizando-se como base os dados do Instituto Brasileiro de Geografia e Estatística (IBGE) (Brasil, 2017; Busato; Garcia; Rodrigues, 2019). Em 2019, foi promulgada uma nova política de atenção básica, para ser executada em 2020, que alterou o sistema de transferência de recursos. Dessa forma, as verbas destinadas "passaram a ser calculadas a partir do número de pessoas cadastradas em serviços de APS e de resultados alcançados sobre um grupo selecionado de indicadores" (Massuda, 2020, p. 1181).

Entre os serviços de saúde de média complexidade estão clínicas e unidades de pronto atendimento (UPAs), que realizam procedimentos mais específicos e demandam maior complexidade. Já o nível de alta complexidade é representado por hospitais de grande porte, os quais promovem ações mais invasivas e que apresentam maior risco à saúde (Fiocruz, 2022).

6.5 Agência Nacional de Vigilância Sanitária (Anvisa)

A vigilância em saúde tem o intuito de coletar, gerenciar, interpretar e relatar informações da saúde. Assim, é ela que se envolve quando novas situações de risco surgem na saúde, a fim de mapear as formas de prevenção e promoção da saúde, conforme exposto por Costa (2018, p. 16):

> Considera-se que o conceito de vigilância em saúde trata de um processo contínuo e sistematizado para a coleta e análise de dados sobre as ocorrências de doenças, como também para a identificação de fatores de risco, o planejamento das ações para a promoção da saúde, a prevenção das doenças, o controle de riscos e a proteção da saúde da população.

A atuação da vigilância em saúde se dá por meio de quatro áreas, descritas no Quadro 6.4.

Quadro 6.4 – Divisão operacional da vigilância em saúde

Vigilância epidemiológica	Conjunto de ações realizadas para o conhecimento de fatores que influenciam a saúde individual ou coletiva, com o objetivo de prevenir e controlar doenças.
Vigilância em saúde do trabalhador	Conjunto de atividades destinadas à promoção, proteção, recuperação e reabilitação da saúde dos trabalhadores expostos aos riscos e agravos causados pelas condições de trabalho.
Vigilância ambiental	Conjunto de ações realizadas para o conhecimento dos fatores ambientais que interferem na saúde humana, tendo como objetivo o controle dos riscos ambientais.
Vigilância sanitária	Conjunto de ações realizadas para eliminar, diminuir ou prevenir riscos à saúde, além de intervir nos problemas sanitários ligados ao meio ambiente, aos meios de produção e aos serviços relacionados à saúde.

Fonte: Elaborado com base em Costa, 2018, p. 16.

Cada uma dessas áreas tem sua importância no âmbito do sistema de saúde, sendo impossível determinar qual delas é mais relevante. Cada uma atua em uma das vertentes de saúde e, com a junção delas, torna-se possível monitorar as condições de risco, de modo a minimizá-los. Entretanto, é muito comum que as pessoas atrelem todas as atividades da vigilância em saúde apenas à vigilância sanitária, o que decorre do longo histórico dessa área, desde a época em que as ações se restringiam à higienização dos ambientes (aproximadamente, em 1808), a fim de erradicar ou minimizar a propagação de doenças transmissíveis.

Posteriormente, em 1832, a vigilância em saúde passou a controlar medicamentos e alimentos. Já em 1889, a vigilância sanitária começou a exercer um trabalho de polícia sanitária, com o intuito de minimizar situações epidêmicas, muito comuns na época. Em 1914, a vigilância sanitária foi regulamentada, e foi fundada a Escola de Saúde Pública, cujo ponto central eram as ações de vigilância e de polícia sanitária. No ano de 1970, houve a criação da Secretaria Nacional de Vigilância Sanitária, e o perfil de órgão controlador e punitivo foi alterado para um papel mais aliado à saúde, por meio de ações de promoção da saúde e prevenção de doenças (Costa, 2018).

Em 1990, a vigilância sanitária foi incluída na Lei Orgânica da Saúde (Lei n. 8.080/1990), que apresenta a vigilância sanitária como "um conjunto de ações capaz de eliminar, diminuir ou prevenir riscos à saúde e de intervir nos problemas sanitários decorrentes do meio ambiente, da produção e circulação de bens e da prestação de serviços de interesse da saúde" (Brasil, 1990).

Em 1999, foi criada a Agência Nacional de Vigilância Sanitária (Anvisa), uma autarquia sob regime especial que tem como finalidade promover a proteção da saúde da população por intermédio do controle sanitário, assim como da produção e do consumo de produtos e serviços submetidos à vigilância sanitária, inclusive de ambientes, processos, insumos e tecnologias correlacionados, além do controle de portos, aeroportos, fronteiras e recintos alfandegados (Anvisa, 2021).

O Quadro 6.5 apresenta o histórico da vigilância sanitária no Brasil até a instauração da Anvisa.

Quadro 6.5 – Datas importantes que marcaram a história da vigilância sanitária no Brasil

1987	Criação da diretoria-geral da saúde pública
1920	Criação do departamento nacional de saúde pública
1923	Regulamento sanitário federal – Decreto n. 16.300
1930	Criação do Ministério da Educação e da Saúde Pública
1942	Criação do Serviço Especial de Saúde Pública (Sesp)
1953	Criação do Ministério da Saúde

1961	Código Nacional de Saúde – separou a vigilância sanitária e a epidemiológica
1976	Lei da Vigilância Sanitária - Lei n. 6.630
1977	Lei n. 6.437 – dispôs sobre infrações à legislação sanitária federal
1988	Constituição estabelecendo o SUS
1990	Lei n. 8.080/1990
1999	Criação da Agência Nacional de Vigilância Sanitária – Lei n. 9.782/99
2000	Instituída a sigla Anvisa pela MP n. 2.134-29

Fonte: Costa, 2018, p. 111.

Com a criação da Anvisa, as competências entre as esferas foram regulamentadas. Assim, definiu-se que a União teria as atribuições de coordenar o Sistema Nacional de Vigilância Sanitária (SNVS), prestar cooperação técnica e financeira aos estados e municípios, além de executar ações de exclusiva competência. Os estados ficaram com as atribuições de coordenar, implementar e executar ações e serviços de vigilância sanitária de forma complementar às do município. No âmbito municipal estão as atribuições de executar e implementar ações de vigilância sanitária com a cooperação técnica do Estado.

Assim, de forma geral (considerando-se o âmbito de atuação), as ações da vigilância sanitária são:

- a vigilância da situação de saúde da população, com a produção de análises que subsidiem o planejamento, estabelecimento de prioridades e estratégias, monitoramento e avaliação das ações de saúde pública;
- a detecção oportuna e adoção de medidas adequadas para a resposta às emergências de saúde pública;
- a vigilância, prevenção e controle das doenças transmissíveis;

- a vigilância das doenças crônicas não transmissíveis, dos acidentes e violências;
- a vigilância de populações expostas a riscos ambientais em saúde;
- a vigilância da saúde do trabalhador;
- vigilância sanitária dos riscos decorrentes da produção e do uso de produtos, serviços e tecnologias de interesse à saúde;
- outras ações de vigilância que, de maneira rotineira e sistemática, possam ser desenvolvidas em serviços de saúde públicos e privados, nos vários níveis de atenção, laboratórios, ambientes de estudo, trabalho e na própria comunidade. (Costa, 2018, p. 114)

Em virtude das atribuições da Anvisa, estabeleceu-se um elo com a medicina não tradicional, pois profissionais fazem uso de plantas medicinais e fitoterápicos, além de insumos que necessitam de fiscalização e regulamentação, a fim de determinar a segurança tanto aos usuários quanto aos trabalhadores. Ou seja, não é porque o insumo não precisa de autorização para compra que ele está isento de fiscalização e regulamentação. Por isso, a Anvisa publicou a Resolução da Diretoria Colegiada (RDC) n. 26, de 13 de maio de 2014, que dispõe sobre o registro de medicamentos fitoterápicos e o registro e a notificação de produtos tradicionais fitoterápicos, tornando obrigatória a notificação de comercialização ou fabricação de produtos dessa natureza (Anvisa, 2014).

> **Para saber mais**
>
> BRASIL. Ministério da Saúde. Agência Nacional de Vigilância Sanitária. Resolução n. 26, de 13 de maio de 2014. **Diário Oficial da União**, Brasília, DF, 14 maio 2014. Disponível em: <http://antigo.anvisa.gov.br/documents/10181/3171284/%284%29RDC_26_2014_COMP.pdf/c83eaf06-cde5-4fa5-9e70-9d19369233f2>. Acesso em: 2 fev. 2022.
>
> Para conhecer o processo de registro de medicamentos, produtos fitoterápicos e produtos tradicionais fitoterápicos, consulte a RDC n. 26/2014 por meio do *link* indicado.

Síntese

Neste capítulo, abordamos a história do SUS, que se refletiu em suas políticas públicas de saúde. Vimos que, apesar das influências externas (internacionais), muito da estrutura do sistema de saúde vem ao encontro das questões socioeconômicas vivenciadas no país, principalmente nas décadas anteriores à promulgação da Lei n. 8.080/1990, que regula o SUS.

Com essa evolução, novas políticas foram sendo implementadas ao longo dos anos, a exemplo da PNAB, que reforça os princípios e as diretrizes do SUS e regulamenta o sistema de financiamento do sistema, bem como as competências de cada esfera governamental. Além da PNAB, outras políticas foram promulgadas, como a PNPIC e a PNPMF, que ampliam o rol de procedimentos do SUS, com a inclusão da medicina não tradicional, com serviços de acupuntura, homeopatia, fitoterapia, biodança, entre outros.

Os serviços a serem ofertados à população ficam a critério do gestor local, que deve avaliar as necessidades da comunidade para fazer a escolha das práticas a serem disponibilizadas naquela unidade. Os recursos destinados a tais ações integram o bloco da atenção básica, visto que a grande maioria das práticas tem o intuito de promover a saúde e prevenir doenças.

Questões para revisão

1. Em 2006, o Ministério da Saúde aprovou a Política Nacional de Práticas Integrativas e Complementares (PNPIC), instituindo práticas terapêuticas no SUS de forma integral e gratuita. Sobre os objetivos da PNPIC, analise as proposições que seguem:

    I) Incorporar e implementar as Pics no SUS, para atuar na prevenção de agravos e na promoção e recuperação da saúde, com ênfase na atenção básica.
    II) Promover a racionalização das ações de saúde, estimulando alternativas inovadoras e socialmente contributivas ao desenvolvimento sustentável de comunidades.
    III) Estimular a participação social.
    IV) Contribuir para um sistema de saúde mais resolutivo, reduzindo o acesso à medicina não convencional.

    Agora, indique a alternativa correta:

    a) Apenas as proposições I, II e III estão corretas.
    b) Apenas as proposições II, III e IV estão corretas.
    c) Apenas as proposições I, II e IV estão corretas.
    d) Apenas as proposições II e III estão corretas.
    e) Todas as proposições estão corretas.

2. Sobre as diretrizes da Política Nacional de Práticas Integrativas e Complementares (PNPIC), marque V para as assertivas verdadeiras e F para as falsas:

   ( ) Garantia do monitoramento da qualidade dos fitoterápicos pelo Sistema Nacional de Vigilância Sanitária (SNVS).
   ( ) Estruturação e fortalecimento da atenção em práticas integrativas e complementares em saúde (Pics) no Sistema Único de Saúde (SUS).
   ( ) Provimento do acesso a medicamentos homeopáticos e fitoterápicos na perspectiva da ampliação da produção pública, assegurando as especificidades da assistência farmacêutica nesses âmbitos na regulamentação sanitária.
   ( ) Divulgação e informação dos conhecimentos básicos das práticas integrativas e complementares em saúde (Pics) para profissionais de saúde, gestores e usuários do Sistema Único de Saúde (SUS), considerando as metodologias participativas e o saber popular e tradicional.

   Agora, marque a alternativa que apresenta a sequência obtida:

   a) V, F, V, F.
   b) F, V, F, V.
   c) F, V, V, F.
   d) V, F, F, F.
   e) V, V, V, V.

3. Com a evolução do Sistema Único de Saúde (SUS), novas políticas foram sendo implementadas ao longo dos anos. Um exemplo disso é a Política Nacional de Atenção Básica (PNAB), que reforça os princípios e as diretrizes do SUS, além de regulamentar o sistema de financiamento do sistema, bem como as competências de cada esfera governamental (essa política

passa por constantes atualizações). Sobre o financiamento na atenção básica, assinale a alternativa correta:

a) A partir de 2017, a transferência de recursos financeiros passou a ser organizada em quatro blocos, um para cada nível de atenção (atenção básica, atenção de média e alta complexidade) e outro para a vigilância em saúde.

b) Por meio da Portaria n. 3.992, de 28 de dezembro de 2017, o financiamento e a transferência dos recursos federais para as ações e os serviços de saúde do SUS passaram a ser organizados em dois blocos: custeio e investimento.

c) No bloco de investimento, as verbas são destinadas para os custos com manutenção e implementação de ações e prestação de serviços da saúde pública.

d) No bloco de custeio, as verbas se destinam ao financiamento de equipamentos, obras ou reformas de unidades de saúde.

e) Em 2019, foi promulgada uma nova política de atenção básica, para ser executada em 2020, que alterou o sistema de transferência de recursos, os quais passaram a ser calculados tendo em vista a população, utilizando-se como base os dados fornecidos pelo Instituto Brasileiro de Geografia e Estatística (IBGE).

4. Quais são as quatro áreas por meio das quais ocorre a atuação da vigilância em saúde e que ações tais áreas realizam?

5. Em 1999, foi criada a Agência Nacional de Vigilância Sanitária (Anvisa), uma autarquia sob regime especial que tem como finalidade promover a proteção da saúde da população por intermédio do controle sanitário, nas três esferas governamentais. Assim, de forma geral (considerando-se o âmbito de atuação), quais são as ações da vigilância sanitária?

Questão para reflexão

1. Há muito tempo, as terapias alternativas e complementares se fazem presentes nas discussões acerca das políticas de saúde, mas apenas nos últimos anos é que foram implementadas e aceitas como práticas de saúde no rol de procedimentos do SUS. Você sabe quais são as 29 práticas integrativas instituídas pela Política Nacional de Práticas Integrativas e Complementares (PNPIC) no Sistema Único de Saúde (SUS) e os recursos terapêuticos que cada uma utiliza? Para seu conhecimento, pesquise quais são as práticas ofertadas em seu município e procure estar sempre ciente delas, pois isso poderá ser de grande auxílio para sua atuação profissional.

2. A regulamentação do Sistema Único de Saúde (SUS) ocorreu por meio da Lei n. 8.080, de 19 de setembro de de 1990, que dispõe sobre a organização e o funcionamento dos serviços de saúde. Consulte essa lei e pesquise sobre os princípios que regem o SUS.

Para saber mais

PAIM, J. S. Sistema Único de Saúde (SUS) aos 30 anos. **Ciência & Saúde Coletiva**, v. 23, n. 6, p. 1723-1728, 2018. Disponível em: <https://www.scielo.br/j/csc/a/Qg7SJFjWPjvdQjvnRzxS6Mg/?lang=pt&format=pdf>. Acesso em: 2 fev. 2022.

O SUS constitui o maior plano de saúde mundial e apresenta muitas peculiaridades. Para conhecê-lo melhor, incluindo as inovações realizadas ao longo dos anos desde sua implementação, sugerimos a leitura do artigo indicado.

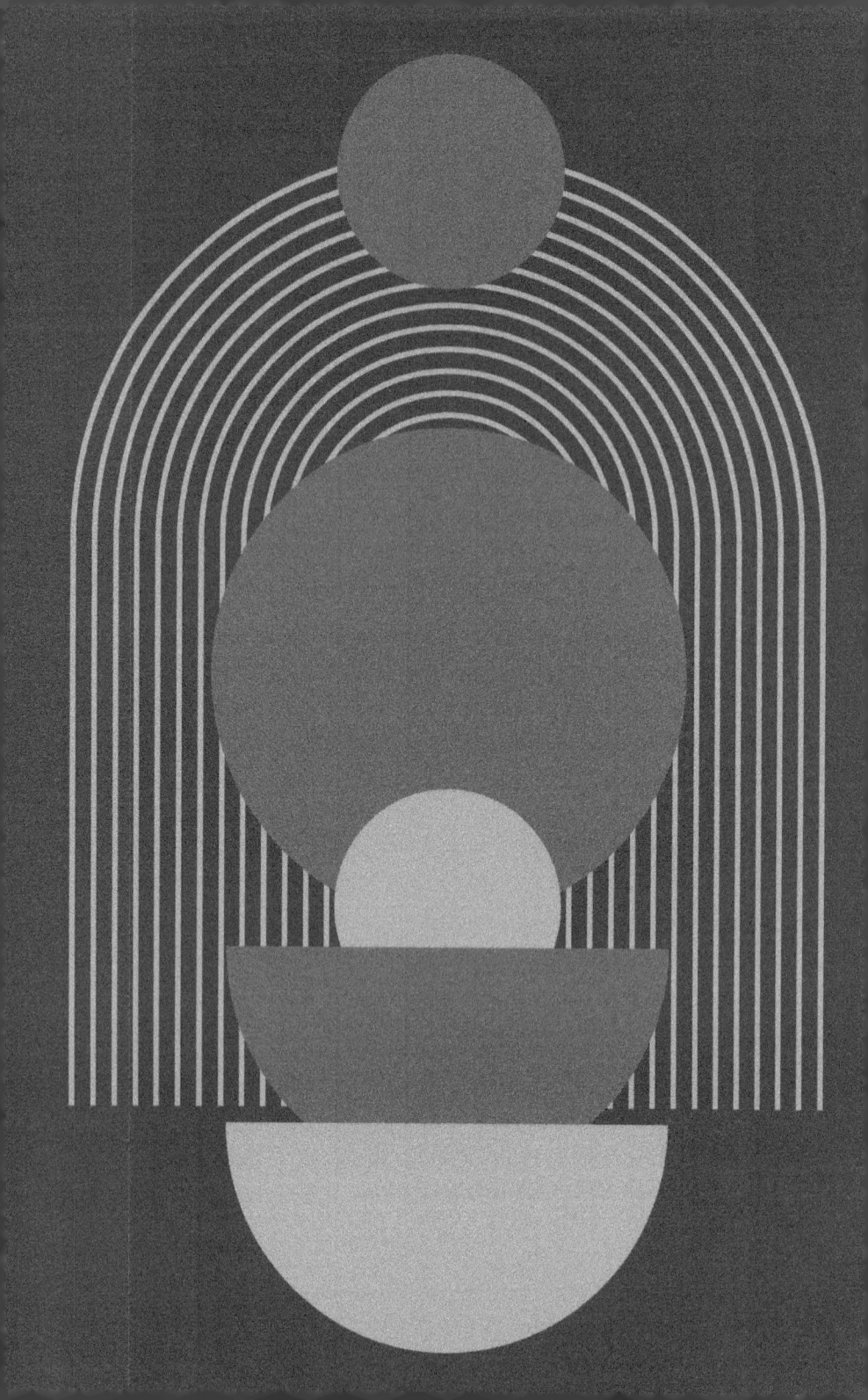

Considerações finais

Para a aplicação das práticas integrativas e complementares em saúde (Pics), é fundamental compreender o funcionamento do corpo humano, além de entender como ocorre o processo saúde-doença. O aprendizado no âmbito da medicina tradicional contempla a abordagem em saúde de forma holística, ou seja, o tratamento do corpo de modo integral, sem divisão por partes ou sistemas.

Sabemos que a medicina convencional no modelo biomédico tem sua importância na recuperação do paciente, porém as Pics vêm a somar no tratamento da saúde, complementando o trabalho convencional e colocando o indivíduo como protagonista no cuidado à saúde. Nesse contexto, é preciso que cada vez mais profissionais conheçam as Pics e as adotem em suas práticas terapêuticas.

Outro fator relevante a ser observado se refere à formação dos profissionais que atuam com as Pics. Várias profissões da área da saúde contam com regulamentação referente à atuação nessa área. Contudo, muitos profissionais têm uma formação baseada no conhecimento empírico, ou seja, por meio de vivências ou de conhecimento familiar, enquanto outros se especializam por meio de cursos de formação. Nessa ótica, esta obra colabora com o conhecimento dos diversos profissionais que atuam ou atuarão com as Pics, corroborando a visão da medicina tradicional.

Mais do que atuar com as Pics, é necessário que o profissional correlacione mente, corpo e espírito em sua prática e, ao mesmo tempo, esteja alinhado às perspectivas sociais e ambientais.

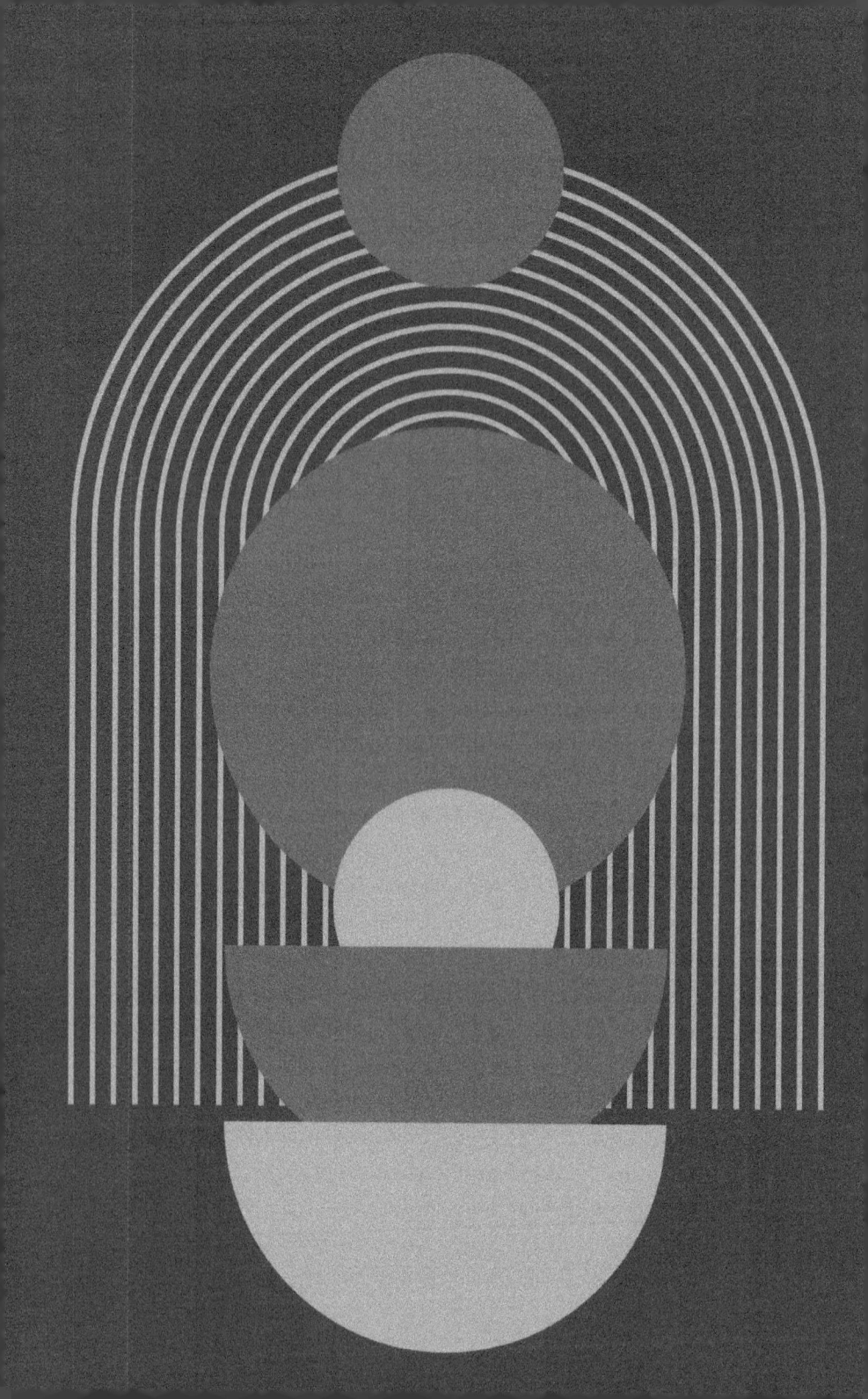

Referências

ALLEN, J. R.; LOYD, V. **Introdução à farmácia de Remington**. Porto Alegre: Artmed, 2015.

ALLEN JR., L. V.; POPOVICH, N. G.; ANSEL, H. C. **Formas farmacêuticas e sistemas de liberação de fármacos**. 9. ed. Porto Alegre: Artmed, 2013.

ALMEIDA FILHO, N. de. **O que é saúde?** Rio de Janeiro: Fiocruz, 2011. (Coleção Temas em Saúde).

ALMEIDA FILHO, N.; ROUQUAYROL, M. Z. **Modelos de saúde-doença**: introdução à epidemiologia. 3. ed. Rio de Janeiro: Medsi, 2002.

ANVISA – Agência Nacional de Vigilância Sanitária. **Conceitos e definições**. 21 set. 2020. Disponível em: <https://www.gov.br/anvisa/pt-br/acessoainformacao/perguntasfrequentes/medicamentos/conceitos-e-definicoes/conceitos-e-definicoes>. Acesso em: 23 fev. 2022.

ANVISA – Agência Nacional de Vigilância Sanitária. **Quem somos**. 12 jul. 2021. Disponível em: <https://www.gov.br/pt-br/orgaos/agencia-nacional-de-vigilancia-sanitaria>. Acesso em: 2 fev. 2022.

ANVISA – Agência Nacional de Vigilância Sanitária. Resolução n. 26, de 13 de maio de 2014. **Diário Oficial da União**, Brasília, 14 maio 2014. Disponível em: <https://bvsms.saude.gov.br/bvs/saudelegis/anvisa/2014/rdc0026_13_05_2014.pdf>. Acesso em: 17 fev. 2022.

AUN – Agência Universitária de Notícias. **Procedimentos oferecidos pelo SUS**. Disponível em: <http://aun.webhostusp.sti.usp.br/wp-content/uploads/unnamed-13.jpg>. Acesso em: 16 fev. 2022.

BRASIL. Constituição (1988). **Diário Oficial da União**, Brasília, DF, 5 out. 1988. Disponível em: <http://www.planalto.gov.br/ccivil_03/Constituicao/Constituicao.htm>. Acesso em: 2 fev. 2022.

BRASIL. Lei n. 8.080, de 19 de setembro de 1990. **Diário Oficial da União**, Poder Legislativo, Brasília, DF, 20 set. 1990. Disponível em: <http://www.planalto.gov.br/ccivil_03/leis/L8080.htm>. Acesso em: 2 fev. 2022.

BRASIL. Lei n. 12.864, de 24 de setembro de 2013. **Diário Oficial da União**, Poder Executivo, Brasília, DF, 25 set. 2013. Disponível em: <http://www.planalto.gov.br/ccivil_03/_ato2011-2014/2013/lei/l12864.htm>. Acesso em: 21 mar. 2022.

BRASIL. Ministério da Saúde. Conselho Nacional dos Secretários de Saúde. **8ª Conferência Nacional de Saúde**: quando o SUS ganhou forma. 22 maio 2019. Disponível em: <https://conselho.saude.gov.br/ultimas-noticias-cns/592-8-conferencia-nacional-de-saude-quando-o-sus-ganhou-forma>. Acesso em: 3 mar. 2022.

BRASIL. Ministério da Saúde. Portaria n. 2.436, de 21 de setembro de 2017. **Diário Oficial da União**, Brasília, DF, 22 set. 2017. Disponível em: <https://bvsms.saude.gov.br/bvs/saudelegis/gm/2017/prt2436_22_09_2017.html>. Acesso em: 2 fev. 2022.

BRASIL. Ministério da Saúde. **Práticas integrativas e complementares (PICS)**. 20 nov. 2020. Disponível em: <https://www.gov.br/saude/pt-br/assuntos/saude-de-a-a-z/p/praticas-integrativas-e-complementares-pics>. Acesso em: 7 fev. 2022.

BRASIL. Ministério da Saúde. Secretaria de Atenção à Saúde. Departamento de Atenção Básica. **Política Nacional de Práticas Integrativas e Complementares no SUS**: PNPIC-SUS. Brasília, 2006.

BRASIL. Tribunal Regional Federal da 2ª Região. Comitê de Saúde do Estado do Rio de Janeiro. **Redes de atenção à saúde**. Disponível em: <https://www10.trf2.jus.br/comite-estadual-de-saude-rj/o-sus/rede/>. Acesso em: 2 fev. 2022.

BUSATO, I. M. S.; GARCIA, I. F.; RODRIGUES, I. C. G. **SUS**: estrutura organizacional, controle, avaliação e regulação. Curitiba: InterSaberes, 2019.

CDC – Centers for Disease Control and Prevention. **Influenza (Flu)**. Disponível em: <https://www.cdc.gov/flu/pandemic-resources/2009-h1n1-pandemic.html>. Acesso em: 21 mar. 2022.

COSTA, A. A. Z. **Vigilância em saúde**. Porto Alegre: Sagah, 2018.

CRISTINA, B. et al. Medicina alternativa ainda procura espaço no meio acadêmico. **AUN – Agência Universitária de Notícias**, 14 ago. 2019. Disponível em: <http://aun.webhostusp.sti.usp.br/index.php/2019/08/14/medicina-alternativa-ainda-procura-espaco-no-meio-academico/>. Acesso em: 28 mar. 2022.

DACAL, M. del P. O.; SILVA, I. S. Impactos das práticas integrativas e complementares na saúde de pacientes crônicos. **Saúde em Debate**, Rio de Janeiro, v. 42, p. 724-735, jul.-set. 2018. Disponível em: <https://www.scielo.br/j/sdeb/a/yHcDzsKdH8phH YGPH7Gsjyd/?format=pdf&lang=pt>. Acesso em: 7 fev. 2022.

FIOCRUZ – Fundação Oswaldo Cruz. ICICT – Instituto de Comunicação e Informação Científica e Tecnológica em Saúde. **Entrevista**: pesquisadores apresentam estudo sobre uso de práticas integrativas e complementares durante a pandemia. 8 set. 2020. Disponível em: <https://www.icict.fiocruz.br/content/entre vista-pesquisadores-apresentam-estudo-sobre-uso-de-praticas-int egrativas-e>. Acesso em: 3 mar. 2022.

FIOCRUZ – Fundação Oswaldo Cruz. PenseSUS. **Atendimento**. Disponível em: <https://pensesus.fiocruz.br/atendimento>. Acesso em: 2 fev. 2022.

GOIÁS. Secretaria de Estado da Saúde. **Vigilância sanitária**. Disponível em: <https://www.saude.go.gov.br/ vigilancia-em-saude/vigilancia-sanitaria>. Acesso em: 2 fev. 2022.

JOHNS HOPKINS UNIVERSITY AND MEDICINE. Coronavirus Resource Center. **COVID-19 Dashboard**. Disponível em: <https://coronavirus.jhu.edu/map.html>. Acesso em: 21 mar. 2022.

MARTINS, F. A. C.; BÔAS, G. de K. V.; ROCHA, L. M. Estudo da PNPIC e da PNPMF e seus reflexos no Estado do Rio de Janeiro. **Revista Fitos**, Rio de Janeiro, v. 9, n. 4, p. 253-303, out./dez. 2015. Disponível em: <https://revistafitos.far.fiocruz.br/index.php/ revista-fitos/article/view/276/pdf_81>. Acesso em: 7 fev. 2021.

MASSUDA, A. Mudanças no financiamento da atenção primária à saúde no sistema de saúde brasileiro: avanço ou retrocesso? **Ciência & Saúde Coletiva**, v. 25, n. 4, p. 1181-1188, 2020. Disponível em: <https://www.scielo.br/j/csc/a/YXgJT56kHyPXDt W4TqVLFMg/?format=pdf&lang=pt>. Acesso em: 7 fev. 2022.

MOREIRA, T. C. **Saúde coletiva**. Porto Alegre: Sagah, 2018.

QUEVEDO, A. L. A. de et al. Determinantes e condicionantes sociais: formas de utilização nos planos nacional e estaduais de saúde. **Trabalho, Educação e Saúde**, v. 15, n. 3, p. 823-842, set./dez. 2017. Disponível em: <https://www.scielo.br/j/tes/a/BbMvGb85 MHSRcsWPK7wwRkB/?format=pdf&lang=pt>. Acesso em: 2 fev. 2022.

ROUQUAYROL, M. Z. et al. Epidemiologia, história natural, determinação social, prevenção de doenças e promoção da saúde. In: ROUQUAYROL, M. Z.; SILVA, M. G. C. da. (Org.). **Rouquayrol**: epidemiologia e saúde. 8 ed. Rio de Janeiro: Medbook, 2018. p. 9-24.

SOLHA, R. K. de T. **Saúde coletiva para iniciantes**. São Paulo: Saraiva, 2014a.

SOLHA, R. K. D. T. **Sistema Único de Saúde**: componentes, diretrizes e políticas públicas. São Paulo: Érica, 2014b.

TORTORA, G. J. **Princípios de anatomia humana**. 14. ed. Rio de Janeiro: Guanabara Koogan, 2019.

UFRJ – Universidade Federal do Rio de Janeiro. NEPP-DH – Núcleo de Estudos de Políticas Públicas em Direitos Humanos Suely Souza de Almeida. **Estante virtual**: Constituição da Organização Mundial da Saúde (OMS/WHO). Disponível em: <http://www.nepp-dh.ufrj.br/oms2.html>. Acesso em: 10 mar. 2022.

WESTIN, R. Senado Federal. Arquivo S. Primeira lei da Previdência, de 1923, permitia aposentadoria aos 50 anos. **Agência Senado**, 3 jun. 2019. Disponível em: <https://www12.senado.leg.br/noticias/especiais/arquivo-s/primeira-lei-da-previdencia-de-1923-permitia-aposentadoria-aos-50-anos>. Acesso em: 2 fev. 2022.

Respostas[1]

Capítulo 1
Questões para revisão
1. c
2. e
3. b
4. O sangue entra pelo átrio direito e vai para o ventrículo direito, de onde sai o sangue não hematosado através da artéria pulmonar, que se bifurca mandando um ramo para cada pulmão. O sangue chega ao coração pelas veias pulmonares e entra no átrio esquerdo. Passa para o ventrículo esquerdo e é bombeado pela artéria aorta para o resto do corpo.
5. Os rins participam de inúmeros processos, como o controle da pressão, a limpeza do sangue com a retirada dos metabólitos, o controle da osmolaridade e a produção de hormônios e vitaminas. Dessa forma, várias funções do controle da homeostase são realizadas pela estrutura dos rins.

Capítulo 2
Questões para revisão
1. a
2. a
3. a

---

[1] Todas as fontes citadas nesta seção constam na lista final de referências.

4. A digestão dos carboidratos ou hidratos de carbono inicia-se na boca por meio da amilase salivar; porém, esse processo não gera moléculas menores, pois o tempo de permanência do alimento é curto. No estômago ocorre a interrupção do processo em virtude da acidez do meio, que impede a ação da enzima. Ao chegar ao duodeno, tem início a ação da amilase pancreática, mas muitas vezes são necessárias ações complementares de enzimas da borda para a redução a monossacarídeos, tornando-os prontos para a absorção pela parede intestinal.
5. A mecânica ventilatória é realizada pelos músculos diafragma e intercostais. Quando inspiramos, a contração muscular gera uma pressão negativa no interior da caixa torácica, fazendo com que o ar seja puxado para dentro dos pulmões. O processo de inspiração acontece de forma passiva, ou seja, quando os músculos relaxam, ocorre uma diminuição do espaço interno do tórax, fazendo com que o ar seja expelido para o exterior.

Capítulo 3
Questões para revisão
1. c
2. b
3. a
4. Na atualidade, o processo saúde-doença é determinado pela soma de três planos: subindividual, individual e coletivo. Esses fatores podem variar de acordo com o ambiente em que o indivíduo está inserido, o estilo de vida, a saúde social, as condições de trabalho e vida e as desigualdades sociais. Dessa maneira, os cuidados com a saúde são estabelecidos coletivamente, e não mais de forma individual, na tentativa de garantir a promoção da saúde a todas as culturas e formas existenciais.

5. As dimensões da saúde integral contemplam o contexto emocional, como o cuidado em crises emocionais e o gerenciamento de estresse. A parte social é voltada para as comunidades, o bem-estar das famílias e de amigos. A saúde integral tem um âmbito intelectual, no qual o desenvolvimento de carreira, bem como a área educacional, é levado em consideração. A dimensão física, exemplificada por fatores como autocuidado médico, nutrição, condicionamento e controle de abuso de substâncias, é extremamente importante para a preservação da saúde. Por fim, a parte espiritual diz respeito à boa-fé, à caridade, à esperança e ao amor, a fim de que o indivíduo alcance o conceito máximo de saúde.

Capítulo 4
Questões para revisão

1. b
2. c
3. d
4. A morte celular por apoptose é caracterizada pela redução do volume celular e pela condensação da cromatina seguida de fragmentação e da formação de projeções da membrana e do brotamento dos corpos apoptóticos, que englobam componentes da célula. Por outro lado, na necrose ocorre a perda da integridade da membrana plasmática, bem como o extravasamento dos componentes celulares, com liberação de enzimas lisossômicas, o que também induz a resposta inflamatória no local.
5. Na anemia falciforme, a mutação leva à troca de um aminoácido na cadeia β da hemoglobina, provocando alterações estruturais na proteína e afetando sua capacidade funcional de transporte do oxigênio. O fluxo sanguíneo também é prejudicado na anemia falciforme, em razão do formato de foice dos eritrócitos.

Capítulo 5

Questões para revisão

1. b
2. c
3. c
4. Esse tipo de incompatibilidade ocorre antes mesmo de o medicamento ser ingerido, pois, nesse caso, ele reagirá de alguma maneira com outros componentes da formulação, como solventes e excipientes, ou, até mesmo, com a embalagem na qual está armazenado. Tal incompatibilidade também pode estar relacionada à natureza química da molécula, que pode ser sensível a aspectos como pH, concentração, solubilidade, luz, oxigênio ou temperatura.
5. Leves, moderadas, graves e letais.

Capítulo 6

Questões para revisão

1. a
2. e
3. b
4.

- Vigilância epidemiológica: conjunto de ações realizadas para o conhecimento de fatores que influenciam a saúde individual ou coletiva, com o objetivo de prevenir e controlar doenças.
- Vigilância em saúde do trabalhador: conjunto de atividades destinadas à promoção, proteção, recuperação e reabilitação da saúde dos trabalhadores expostos aos riscos e agravos causados pelas condições de trabalho.

- Vigilância ambiental: conjunto de ações para o conhecimento dos fatores ambientais que interferem na saúde humana, tendo como objetivo o controle dos riscos ambientais.
- Vigilância sanitária: conjunto de ações para eliminar, diminuir ou prevenir riscos à saúde, além de intervir nos problemas sanitários ligados ao meio ambiente, aos meios de produção e aos serviços relacionados à saúde.

5. As ações da vigilância sanitária são:
    - a vigilância da situação de saúde da população, com a produção de análises que subsidiem o planejamento, estabelecimento de prioridades e estratégias, monitoramento e avaliação das ações de saúde pública;
    - a detecção oportuna e adoção de medidas adequadas para a resposta às emergências de saúde pública;
    - a vigilância, prevenção e controle das doenças transmissíveis;
    - a vigilância das doenças crônicas não transmissíveis, dos acidentes e violências;
    - a vigilância de populações expostas a riscos ambientais em saúde;
    - a vigilância da saúde do trabalhador;
    - a vigilância sanitária dos riscos decorrentes da produção e do uso de produtos, serviços e tecnologias de interesse à saúde;
    - outras ações de vigilância que, de maneira rotineira e sistemática, possam ser desenvolvidas em serviços de saúde públicos e privados, nos vários níveis de atenção, laboratórios, ambientes de estudo, trabalho e na própria comunidade. (Costa, 2018, p. 114)

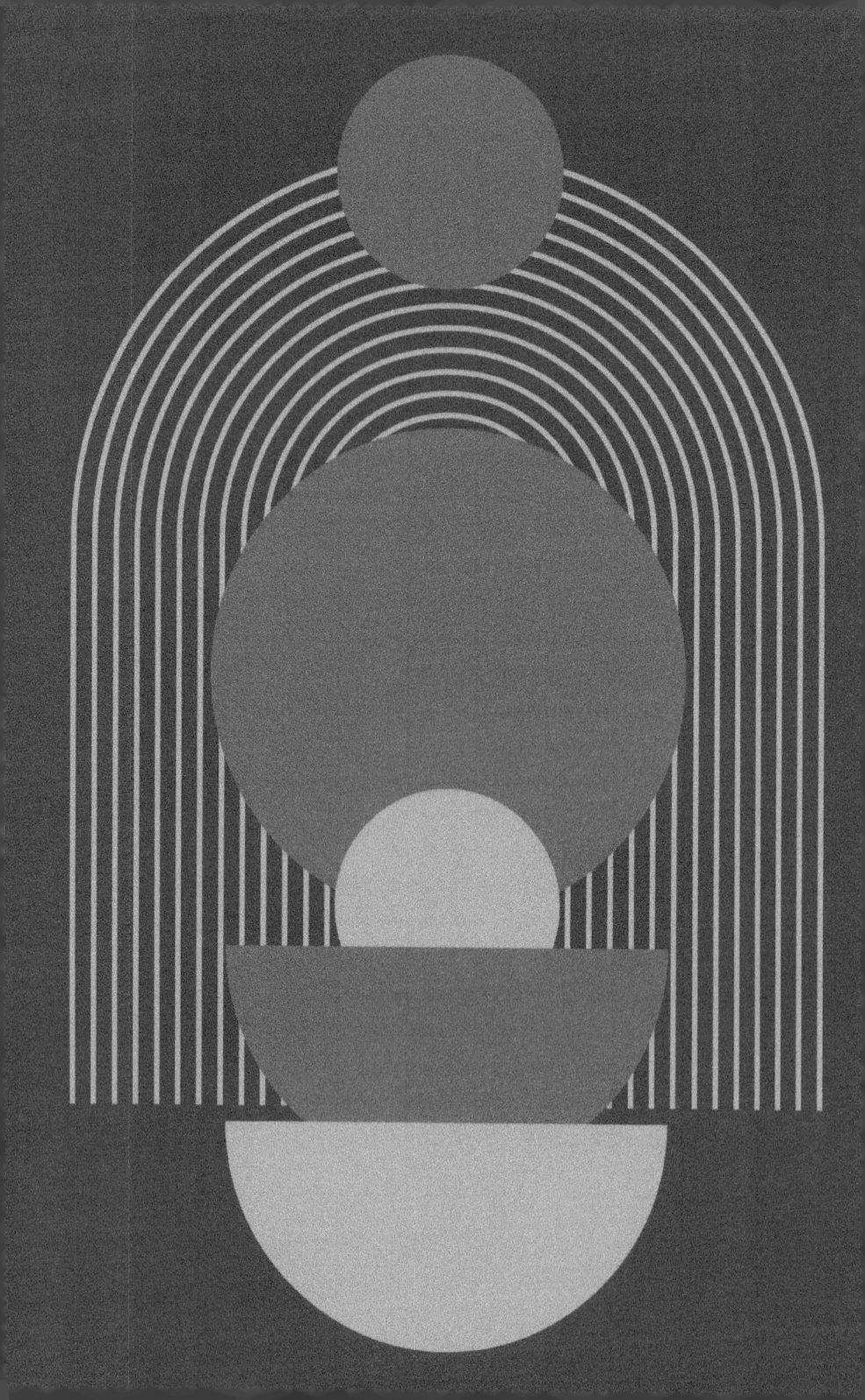

Sobre os autores

Alessandro Castanha da Silva

Tem formação em Biologia pelas Faculdades Integradas Espírita, especialização em Microbiologia Clínica pela Pontifícia Universidade Católica do Paraná (PUC-PR), MBA em Gestão de Instituições de Ensino pela Faculdade Pitágoras, especialização em Psicopedagogia Clínica e Institucional e em Formação Docente para EaD pelo Centro Universitário Internacional Uninter. Atualmente, é professor das disciplinas de Anatomia, Fisiologia, Bioética, Biossegurança, Metodologia Científica, Histologia e Embriologia, Biologia Celular e Molecular e Microbiologia, Parasitologia e Imunologia dos cursos da área de saúde do Uninter.

Currículo Lattes: <http://lattes.cnpq.br/1929059102947723>

Cristiano Caveião

Tem doutorado em Enfermagem pela Universidade Federal do Paraná (UFPR), mestrado em Biotecnologia pelas Faculdades Pequeno Príncipe (FPP), especialização em Gestão de Saúde e Auditoria pela Universidade Tuiuti (UTP) e graduação em Enfermagem pela Faculdade de Pato Branco (Fadep). É professor de cursos de especialização e educação a distância. Tem experiência na área de saúde do adulto e do idoso. É avaliador de cursos da educação superior, designado pelo Instituto Nacional de Estudos e Pesquisas Educacionais Anísio Teixeira (Inep), do Ministério da Educação (MEC).

Currículo Lattes: <http://lattes.cnpq.br/3877860908275604>

Giane Favretto

Tem doutorado em Microbiologia, Parasitologia e Patologia pela Universidade Federal do Paraná (UFPR). Mestra pelo mesmo programa (Área de concentração: Patologia/Nefrologia Experimental), é também especialista em Farmácia Estética Avançada pela Faculdade Serra Geral e graduada no Curso de Farmácia pela Pontifícia Universidade Católica do Paraná (PUCPR). É técnica em Contabilidade pela UFPR. Atua como professora nos cursos da área de saúde do Centro Universitário Internacional Uninter. Tem experiência em todas as áreas de análises clínicas. É participante do grupo de pesquisas Mecanismos Moleculares e Celulares da Toxicidade Urêmica no UFPR, tendo conhecimentos técnicos de pesquisa laboratorial como cultivo celular, ensaios de Elisa, imunoblotting, imunocoloração, ensaios de citotoxicidade, ensaios de permeabilidade vascular, microscopia eletrônica, citometria de fluxo, cromatografia, espectrometria de massa e RMN.

Currículo Lattes: <http://lattes.cnpq.br/6205457065518936>

Izabelle Cristina Garcia Rodrigues

Tem graduação em Secretariado pelo Centro Universitário Internacional Uninter, com MBA em Gestão de Pessoas pelo Ibpex e MBA em Gestão Hospitalar pelo Uninter, instituição na qual é professora de ensino superior.

Currículo Lattes: <http://lattes.cnpq.br/0547455962068852>

Patrícia Rondon Gallina

Tem graduação em Farmácia com Atuação Generalista pelo Centro Universitário Campos de Andrade (Uniandrade), MBA em Farmácia Estética pelo Centro Universitário Ingá (Uningá) e MBA em Gestão Comercial, Planejamento e Estratégia pelo Centro Universitário Internacional Uninter. É mestranda em Ciências Farmacêuticas pela Universidade Federal do Paraná (UFPR). Atua como professora nos cursos da área de saúde do Uninter, como tutora central do curso de Farmácia na mesma instituição e como coordenadora local da Comissão Acadêmica CRF Júnior do Uninter. Tem experiência em farmácia de manipulação e dispensação e em gestão comercial.

Currículo Lattes: <http://lattes.cnpq.br/2614604081809395>

Os papéis utilizados neste livro, certificados por instituições ambientais competentes, são recicláveis, provenientes de fontes renováveis e, portanto, um meio responsável e natural de informação e conhecimento.

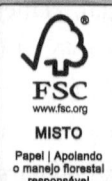

FSC
www.fsc.org
MISTO
Papel | Apoiando
o manejo florestal
responsável
FSC® C103535

Impressão: Reproset
Julho/2023